中西医结合论治
口腔扁平苔藓

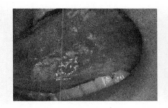
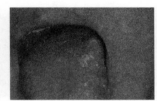
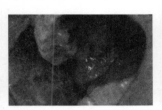
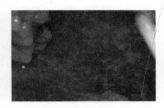

主 编 颜家渝

U0254793

口腔黏膜的结构与功能　　口腔扁平苔藓的病因
口腔扁平苔藓的临床表现与组织病理
口腔扁平苔藓的诊断与鉴别诊断　　口腔扁平苔藓的治疗及预防

ZHONGXIYI JIEHE LUNZHI
KOUQIANGBIANPINGTAIXIAN

四川科学技术出版社

图书在版编目（CIP）数据

中西医结合论治口腔扁平苔藓/颜家渝主编. — 成都：四川科学技术出版社，2024.5
ISBN 978-7-5727-1351-4

Ⅰ.①中… Ⅱ.①颜… Ⅲ.①口腔粘膜疾病—中西医结合疗法Ⅳ.① R781.5

中国国家版本馆 CIP 数据核字（2024）第 103593 号

ZHONGXIYI JIEHE LUNZHI KOUQIANGBIANPINGTAIXIAN

中西医结合论治口腔扁平苔藓

颜家渝　主编

出 品 人	程佳月
选题策划	鄢孟君　李　珉
责任编辑	万亭君
助理编辑	翟博洋
出版发行	四川科学技术出版社
地　　址	四川省成都市锦江区三色路 238 号新华之星A座
	传真：028-86361756　邮政编码：610023
成品尺寸	170mm×240mm
印　　张	7.5　　　　字　数　150千
印　　刷	成都一千印务有限公司
版　　次	2024 年 5 月第 1 版
印　　次	2024 年 5 月第 1 次印刷
定　　价	36.00元

ISBN 978-7-5727-1351-4

本书编委会

主　　编　颜家渝

参编人员（排名不分先后）

包　洁　王定平　刘盼盼　文跃强

周　琪　艾福帅　王心媛　李光勇

李冠睿　杨　淼　何清美　余剑峰

陈　楚　闻　炎　徐梦婷　卞佳敏

梁　琴　谢　波

内容简介

本书由成都中医药大学附属医院、四川省中西医结合医院颜家渝教授根据其自身丰富的临床经验及科学研究，结合其他医者在中医或西医方面对口腔扁平苔藓的研究与治疗进展主编而成。本书共有五章，阐述的内容包括了口腔黏膜的结构与功能特点，口腔扁平苔藓的病因病理、临床表现、诊断与治疗，中医口癣病的病因病机、临床表现、四诊、辨证论治以及案例等。本书适用于中医、西医、中西医结合口腔黏膜病学医生以及其他相关人员参考阅读。

【基金项目】广安市科技创新项目：补肝肾、健脾胃、泻阴火、升阳气法结合倍他米松局部注射治疗糜烂型口腔扁平苔藓的临床研究（2019SYF01）

四川省干部保健科研项目：中西医结合治疗脾虚肝郁型口腔扁平苔藓的研究（川干研 2022－1401）

四川省中医药管理局科学技术研究专项课题：口腔黏膜疾病的川派中医药学术研究及成果应用（2022CP3547）

序
Preface

　　颜家渝教授 20 世纪 90 年代本科毕业于成都中医药大学中医五官科学专业，后于四川大学取得硕士研究生学位。毕业后从事中西医结合防治口齿疾病临床工作已近三十年，在该领域积累了丰富的临床治疗经验。为提高口齿疾病临床治疗疗效，颜家渝教授将其治疗该病的心得体会总结付梓，以飨中西同道。

　　中医对口齿疾病的认识古已有之，有上千年的历史。然专论口齿疾病者甚少。有关口齿疾病的论述多散在于丛书及类书中，其论少而简，而国人对口齿病的认识早已有之。早在殷墟出土的甲骨文中就有"贞病舌""贞病口"等记载。此"贞病舌""贞病口"即中医对口齿疾病的认识。其较古埃及、古印度、古希腊等文明古国早数百年。由此观之，华夏先祖早在千年前就在治疗口齿疾病方面积累了丰富的临床经验。及至宋代医学分为十三科，其中就有口齿科。

　　然而，从古至今专门论述口齿疾病的专著很少。至明代薛已的《口齿类要》问世，才有了我国最早专论口齿疾病的专著。

　　《中西医结合论治口腔扁平苔藓》一书，为作者近三十年临床经验的总结。该书从该病的发病机理、临床表现、治疗特点及中西医对该病认识的异同出发，用中西医两种思路认识、处理该病，彰显中西医结合治疗该病的优势。实乃治疗口齿疾病百花园中一枝绚丽之鲜花。

　　"口腔扁平苔藓"是西医的病名，古文献虽无该名记载，然查其病因病机，究其临床表现，其多属"口蕈""口癣"范畴。其发病或由脏腑虚损，虚火上灼，损及肌膜；或由情志不遂，气滞痰凝；或由过食辛辣厚味，内酿湿热，湿热熏蒸，腐灼肌膜等所致。故治尝以补虚泻实，疏肝解郁，祛痰化湿再结合西医之治，可大大提高其临床治疗疗效。该书可作为中西医临床医师认识该病的参考书。

成都中医药大学教授　熊大经

2022 年 9 月于成都虚静斋

前　言

　　中医药是中华文明的瑰宝，是五千多年文明的结晶，在实现全民健康中发挥着重要作用。在防控新型冠状病毒感染的严峻斗争中，中医药及中西医结合治疗发挥了积极作用。党的十八大以来，习近平总书记高度重视中医药学的发展和运用，强调要坚持中西医并重，传承发展中医药事业。中医独特的医学理论体系和临床疗效对中华民族的繁衍昌盛做出了重要贡献，不仅造福于中国人民，还对维护人类的健康、促进世界各国医学的发展产生了重要影响。随着时代的发展，现代科技的进步，中医学各领域得到了长足发展。由于种种因素，中医口腔医学发展滞后于其他中医学科，尽管中西医结合治疗口腔扁平苔藓、复发性阿弗他溃疡、天疱疮等口腔黏膜疾病有着良好的疗效，但目前尚未形成完整的中西医结合口腔疾病学科体系。随着人们生活水平的不断提高，人们对提高口腔健康水平的需求日益迫切。口腔扁平苔藓这一类严重影响人们健康的疾病，治疗起来相当棘手，已成为我们急需解决的一个难题。

　　本书以中医脏腑辨证、六经辨证和八纲辨证理论为基础，同时参考现代医学理论、实验技术手段等治疗口腔扁平苔藓的专业书籍编写而成，适于口腔黏膜病学专业的医学生、医师等查阅学习。

　　岁月匆匆，十余载风霜转瞬即逝，成都中医药大学附属医院及四川省中西医结合医院的中西医结合口腔黏膜病学专业从无到有，由弱渐强，走过了艰辛的历程。抚今追昔，我们深情感谢参与创建此专业同仁的辛勤付出，勿忘兄弟院校同道们无私的帮助，寄希望于中青年同行将本专业发扬光大。因时间仓促，本书难免存在不足之处，请各位专家及同道们批评指正。

颜家渝

2022 年秋于成都

目 录
Contents

第 一 章
口腔黏膜的结构与功能

第一节　口腔黏膜的结构

口腔黏膜是指衬覆在口腔内表面的组织，其某些结构和功能与皮肤和消化道黏膜相似，如在组织学结构上，口腔黏膜与皮肤均由上皮和固有层构成，两者交界处呈波浪状。同时，口腔黏膜光滑湿润、呈粉红色，除皮脂腺外，无其他皮肤附件。

口腔黏膜由上皮及固有层组成，两者由富含中性蛋白多糖、呈波纹形的基底膜连接。在胚层来源和组织学特点上，前者相当于皮肤的表皮，后者相当于皮肤的真皮。固有层由致密结缔组织组成，部分黏膜深部还有黏膜下层，由疏松结缔组织组成。

一、上皮层

口腔黏膜上皮层由复层鳞状上皮细胞组成。根据所在部位和角化程度的不同，上皮可以分为角化上皮、非角化上皮和不全角化上皮。按是否参与角化，口腔黏膜上皮细胞分为角质形成细胞和非角质形成细胞，以角质形成细胞为主。

（一）角质形成细胞

角质形成细胞组成复层鳞状上皮，由深到浅可分为基底层、棘层、颗粒层和角化层四层。

1. 基底层

基底层是上皮的最深层，呈立方形或矮柱状，借基底膜与固有层相连。基底层又称为生发层，因基底细胞和邻近的棘层细胞有增殖分化能力，其主要功能是通过细胞的分裂增殖，补充表层脱落的上皮细胞。口腔黏膜上皮细胞分裂即发生于基底细胞层或其附近。张力原纤维（角蛋白细丝）在基底细胞中疏松排列成束，与细胞长轴平行，并多分布在核周围。

2. 棘层

棘层位于基底层浅层，细胞体积大，呈多边形，细胞之间通过桥粒以缝隙结构彼此相连，相邻的细胞膜平行构成缝隙连接，其间形成迂回盘曲的腔隙，称面间管，为上皮细胞进行物质交换提供了场所。棘层细胞内含有一种具有特征性意义的新细胞器，为电子致密的卵圆形颗粒，称为板层颗粒或 Odland 小体，颗粒中含双极磷脂、糖蛋白和溶酶体酶。棘层细胞是上皮内层次最多、蛋白质合成最活跃的细胞层。在棘细胞中，张力细丝增多而变得逐渐稠密，交织缠绕细胞膜呈网状结构，这种网状结构贯穿于整个细胞质中并插入桥粒而形成支架结构。

3. 颗粒层

颗粒层位于棘层浅层，一般由 2~3 层扁平细胞组成，胞质内含有嗜碱性透明角质颗粒，此颗粒由聚丝蛋白原组成。细胞核及细胞器有退化倾向，板层颗粒增多，并沿细胞膜内聚集与膜融合，将其内容物排入细胞间隙，有助于细胞间的黏合。颗粒层浅层的细胞质内，还有源于棘层张力原纤维的张力细丝，它和透明角质颗粒结合在一起，与磷酸化的富组蛋白作用。到角化层细胞后，富组蛋白脱磷酸化成为角化层碱性蛋白，张力原纤维聚集成束，包埋在碱性蛋白中，被增厚的细胞膜包绕，从而形成完整的角化上皮。

4. 角化层

角化层位于上皮结构的最表层，是上皮与外界的接触面，为角质化的细胞，细胞核及细胞器消失，呈扁平六角形或鳞状，充满嗜酸性角质，会脱落。电镜下角化细胞由退化的张力细丝、透明角质颗粒的蛋白质以及无纤维性的基质蛋白组成。细胞核及细胞器消失，胞质内充满角蛋白，苏木精－伊红染色（HE 染色）为均质嗜酸性物，细胞间桥消失，此种角化称为正角化；细胞核存在而发生皱缩的，称为不全角化。

非角化上皮棘层以上的细胞形态变化不大，且细胞扁平而不呈棘状，被分为中间层和表层。非角化上皮胞质内糖原较多，有散在张力细丝，但不成束；偶见透明角质颗粒，但不与张力细丝联系。其中表层细胞体积较大，扁平有核，HE 染色浅，细胞器少但不消失，细胞核明显，张力细丝少而分散。细胞不脱水固缩，弹性较好。

与角化上皮相比，不全角化上皮的角化层中仍有固缩的细胞核及残留的细胞器，非角化上皮则无角化层和颗粒层，但棘层却较为发达。

（二）非角质形成细胞

非角质形成细胞不参与角质形成、细胞增生和分化，游离地分布于上皮层内，约占上皮细胞的 10%。非角质形成细胞又称透明细胞，因细胞内没有张力细丝和桥粒，制片过程中胞质皱缩形成围绕胞核的透明环而得名。非角质形成细胞包括黑素细胞、朗格汉斯细胞、梅克尔细胞及其他一些与炎性反应有关的一过性细胞，如淋巴细胞、浆细胞等。

1. 黑素细胞

黑素细胞位于基底层，呈树突状，来源于外胚叶的神经嵴。光镜下胞质透明，胞核圆形或卵圆形。特殊染色见胞质有树枝状突起伸入基底细胞或棘细胞之间。电镜下除含核糖体、粗面内质网外，胞质内也含有黑色素颗粒。其功能是合成黑色素，可通过细胞突起传给角质形成细胞。黑素细胞与上皮基底细胞之比为 1:7。

2. 朗格汉斯细胞

朗格汉斯细胞位于棘层或基底层，是一种有树枝状突起的细胞，胞质内有特殊的朗格汉斯颗粒，电镜下呈特殊的棒状或球拍样颗粒，有单位膜包绕。常规染色胞质透明，核深染。目前认为此细胞是上皮内的调节细胞，调节上皮细胞的分裂和分化。此细胞与黏膜的免疫功能有关，其细胞表面特征与巨噬细胞比较相似，其功能状态与口腔黏膜病的关系尚需进一步研究。

3. 梅克尔细胞

梅克尔细胞可能来自神经嵴或上皮细胞，位于基底层，多成群分布，在咀嚼黏膜上皮中分布较多，属神经外胚层细胞，与上皮内的神经末梢关系密切，胞质内含有电子致密性膜被小泡，可释放神经递质，引发冲动。此种细胞是一种压力或触觉感受细胞。

二、固有层

固有层为致密的结缔组织，分为乳头层和网状层两部分。由细胞成分、纤维成分及基质构成。成纤维细胞是固有层的主要成分，具有合成和更新纤维及基质的功能。胶原纤维是固有层细胞外间质的主要成分，其中又以 I 型胶原纤维为主，此外还有弹力纤维和嗜银网状纤维。固有层的基质为无定型物，主要由蛋白多糖和糖蛋白组成，以透明质酸和硫酸肝素的形式存在，基质的无形态结构和电子负荷使其能保持组织弹性，抵御外力。固有层对上皮层起到支持、营养及调控分化等作用。

三、黏膜下层

黏膜下层为疏松结缔组织，内含腺体、淋巴管、血管、神经及脂肪组织等，主要分布在被覆黏膜、牙龈、硬腭的大部分区域及舌背无黏膜下层。黏膜下层的血管极为丰富。面部神经的感觉支在黏膜下层脱髓鞘后进入固有层游离成为 Meissner's 小体或 Krause 小球的器官化结构。黏膜下层的腺体主要是小唾液腺，能分泌唾液蛋白及多种有重要防御作用的蛋白和酶。黏膜下层的功能主要是为固有层提供营养及支持等。

四、基底膜

基底膜介于口腔黏膜上皮与固有层结缔组织之间，是二者的交界面，呈波浪状，是由固有层的结缔组织形成的乳头状突起与上皮深面形成的上皮嵴（或称上皮钉突）紧密镶嵌在一起而形成的。上皮呈钉突向下伸出与固有层结缔组织呈乳头状突起相结合，形成不规则的交错面，这种交错面扩大了上皮与结缔组织的连接，使基底膜区上皮组织的面积较浅层上皮表面积大，从而有利于分散上皮表面所承受的机械压力，起到良好的支持作用。

在光学显微镜下，用过碘酸希夫（PAS）染色或银染色阳性，即基底膜会出现一较窄而均匀无结构的致密带状区，厚 1～4μm，而用 HE 染色此带不能显示。基底膜在电镜下由透明板、密板、网板构成。透明板和密板的主要成分是层粘连蛋白和 IV 型胶原，以及起连接作用的糖蛋白，其中的层粘连蛋白 5 对基底膜的稳定起重要维护作用。网板的主要成分是 VII 型胶原，对密板和下方的结缔组织起连接作用。在超微结构中，基底膜不是一种膜，而是结缔组织的胶原纤维与密板、透明板连接的纤维复合物，称为基底膜复合体（物）。基底膜的功能主要有以下两个方面。

（1）来自结缔组织的、具有生物活性的可溶性物质，只有通过基底膜才能进入上皮层，从而对上皮细胞发挥作用。例如上皮层可见免疫球蛋白 G（IgG），而无免疫球蛋白 M（IgM），因为 IgM 不能通过基底膜到达上皮层。

（2）细胞与基质产生相互作用，基底膜能诱导上皮细胞产生半桥粒。当上皮细胞和基底膜 IV 型胶原发生接触时，上皮细胞对上皮因子的需求量将明显降低。半桥粒的主要成分是 BP230（BP 代表大疱性类天疱疮，BP230 是分子量为 230kD 的蛋白）、网蛋白、BP180（BP180 是分子量为 180kD 的蛋白）、整合素 α6、整合素 β4。在部分类天疱疮型扁平苔藓中存在，BP180 为自身抗原。在癌前病变时，基底膜中的 IV 型胶原等成分也会发生改变，以便癌变细胞向结缔组织中浸润。

第二节　口腔黏膜的结构特点

不同部位的口腔黏膜功能不同，因而结构也会有差异，主要在于上皮的厚度、有无角化、上皮与结缔组织交界处的差异及固有层的构成、有无黏膜下层等。如唇、颊、牙龈、硬腭、软腭、口底、舌背及舌腹等部位黏膜的结构均有各自的特点，这与临床疾病的罹患、诊断及治疗有十分密切的关系。根据所在部位的结构和功能，可将口腔黏膜分为咀嚼黏膜、被覆黏膜和特殊黏膜三类。

一、咀嚼黏膜

咀嚼黏膜包括牙龈和硬腭黏膜，牢固地附着于深部组织，无移动性，咀嚼时承受压力和摩擦。咀嚼黏膜的上皮有角化，正角化时粒层明显，不全角化时无明显粒层。棘层细胞间桥明显。固有层厚，乳头多而长，与上皮嵴呈指状镶嵌。固有层深部有与之过渡的黏膜下层与骨膜相连，或深部直接附着在骨膜上，形成黏骨膜。

硬腭为腭黏膜的前 2 / 3 部分，硬腭黏膜呈浅粉红色，表面角化层较厚，以正角化为主；固有层结缔组织致密。牙龈是口腔黏膜围绕并附着于牙颈部及牙槽嵴的部分，与牙槽黏膜相连续。牙龈在解剖学上可分为游离龈、附着龈和龈乳头（牙间乳头）三部分。在游离龈和牙表面之间的浅间隙，称龈沟。龈沟内含有类似血清的多种成分，对牙龈组织有抗菌和增强免疫力的作用；但同时又是微生物的培养基，牙菌斑和牙结石在此处较易形成。附着龈牢固而紧密地附着在深部的牙槽嵴表面，健康牙龈表面有相对小而浅的点状凹陷，称点彩，牙龈炎症时，点彩多消失。在后牙，颊侧和舌（腭）侧龈乳头顶端位置高，在牙邻面接触点下相互连接处低平凹陷，像山谷，故称龈谷。龈谷是牙周组织的薄弱区，不易清洁，易形成牙菌斑和牙结石，且易受到炎症刺激。在老年和疾病情况下，牙间乳头退缩使牙间隙暴露，易引起食物嵌塞，导致牙周炎。

二、被覆黏膜

被覆黏膜是一种保护性的覆盖黏膜，表面光滑，呈粉红色，无角化。其固有层含有胶原纤维、弹性纤维及网状纤维。被覆黏膜有较疏松的黏膜下层，富有弹性，有一定的活动度。口腔黏膜中除咀嚼黏膜和舌背黏膜以外均为被覆黏膜，包括唇、颊、口底、舌腹、前庭、牙槽、软腭等处的黏膜。其中唇黏膜的黏膜下层厚，含有小混合腺，咬伤黏膜后易损伤腺体，导致小涎腺分泌受阻而引起黏液囊肿。唇部皮肤与黏膜之间移行部位的红色透明区为唇红，其黏膜下层无腺体，因而唇红易干燥，好发各种类型的慢性唇炎。唇红的上皮有角化，细胞中含有较多的角母蛋白，因而透明度较高；固有层乳头中含有许多毛细血管袢，血色可透过表面上皮使唇部呈朱红色。临床贫血或缺氧时，唇红表现为苍白或发绀。颊黏膜的组织结构与唇黏膜相似，固有层结缔组织较致密，黏膜下层较厚，脂肪较多，其中的颊腺为混合型腺体。有时在颊部口角侧方黏膜表面有孤立的异位皮脂腺，呈粟粒状黄白色小颗粒，有时连成一片，称福代斯斑，临床上应注意与白斑区别。口底黏膜和舌腹黏膜薄而松弛，舌腹和口底黏膜之间的黏膜皱襞为舌系带。另外，需注意的是口底舌腹部的白斑与扁平苔藓易发生癌变。前庭黏膜和牙槽黏膜上皮薄，非角化，上皮钉突，结缔组织乳头较短或缺如。唇系带是黏膜皱褶，内有疏松结缔组织，唇系带过短会使中切牙之间的间隙变宽。软腭黏膜与硬腭黏膜相延续，为腭黏膜的后 1/3，颜色较硬腭深，固有层血管较多，与黏膜下层之间有弹力纤维分隔，黏膜下层含有黏液腺。

三、特殊黏膜

特殊黏膜即舌背黏膜。舌背黏膜上皮为复层鳞状上皮，无黏膜下层，有许多舌肌纤维分布在固有层内，使舌背黏膜牢固地附着于舌肌表面。黏膜上皮内有味蕾，是味觉感受器。舌的前 2/3 为舌体，后 1/3 为舌根，二者以"人"字形沟为界。在功能上可以认为舌背黏膜属于咀嚼黏膜。舌体部的舌背黏膜表面有许多小突起，为舌乳头。根据部位、形态及大小特点，将舌乳头分为丝状乳头、菌状乳头、叶状乳头和轮廓乳头四种。

第三节　口腔黏膜的生理功能

口腔黏膜的生理功能主要包括屏障保护功能、感觉功能，以及分泌和

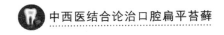

温度调节等其他功能。

一、屏障保护功能

口腔黏膜防御屏障包括唾液屏障、上皮屏障、免疫屏障。

1. 唾液屏障

唾液是口腔黏膜的第一道屏障，有机械冲洗作用。一方面清除了有毒物质，另一方面使微生物难以附着在黏膜表面形成定植，阻断了微生物致病的关键步骤——黏附。黏蛋白是唾液中黏液的主要成分，来自下颌下腺、舌下腺、大量小唾液腺的黏液分泌细胞，在非免疫保护中起重要作用。黏蛋白形成一层薄的、具有黏弹性的膜覆盖于整个口腔黏膜的表面，可防止组织脱水，并能阻止外源性刺激物进入黏膜内。唾液中含有乳铁蛋白，具有与铁结合的生理活性，与细菌争夺生存依赖的必需元素——铁，从而起到抗菌作用。另外，唾液中的溶菌酶具有溶解细菌细胞壁多糖的作用，它可解聚链球菌的链，使其生存能力下降。

2. 上皮屏障

完整的黏膜上皮是阻止异物、微生物进入深层组织的天然生理屏障。此外，口腔黏膜上皮内还存在一种上皮内屏障，主要由上皮细胞成熟过程中排入细胞间隙的板层颗粒组成。在角化的口腔上皮，板层颗粒与细胞膜连接，伸长形成一系列平行的板层结构。在非角化的口腔上皮，板层颗粒以一种密集非层状中心轴的形式循环排列。所有板层颗粒与细胞膜融合，将内容物排放到细胞间隙。板层颗粒主要含中性脂和一些极性脂，而不含磷脂，可能参与了非角化区上皮间隙屏障的形成。此外，前述基底膜复合物又构成了具有选择通透性的大分子物质滤过性屏障。

3. 免疫屏障

黏膜免疫系统是机体抵御病原体入侵的第一道防线，它分为黏膜淋巴集合体和弥散淋巴组织两类。前者主要包括扁桃体、消化道、呼吸道黏膜下层的淋巴小结，属"传入"淋巴区，是抗原刺激免疫细胞活化增殖的部位。后者是广泛分布于黏膜上皮细胞层和固有层中的淋巴细胞，属"传出"淋巴区，即免疫活性细胞发生免疫效应的部位。上皮内的淋巴细胞包括抑制性 T 细胞（Ts 细胞）、辅助性 T 细胞（Th 细胞）等，在受到抗原刺激后发生增殖反应，产生淋巴因子，发挥免疫功能。朗格汉斯细胞表面有 Ia 抗原和 Fc-IgG、C3 受体，具有巨噬细胞样的作用，它可提呈抗原以激活 T 细胞，并可产生白介素-1（IL-1），具有吞噬和杀灭微生物、保护机体不受侵袭的作用。从免疫学角度，口腔黏膜由表及里可分为黏液层、角化层、颗粒层、基底层和固有层五层。黏液层的免疫成分主要来自唾液，唾液中的黏蛋白、乳铁蛋白和溶菌酶对口腔黏膜具有重要的保护作用。唾液腺淋巴样组织、牙龈淋巴样组织与口腔黏膜淋巴样组织协同发挥重要的免疫防御功能。

分泌型免疫球蛋白（SIgA）是最重要的免疫球蛋白，它能保留在上皮细胞或细菌表面，成为一种"抗菌涂层"，具有很强的抗菌作用和消化水解酶的蛋白降解作用，且不需补体活化，不引起组织细胞溶解，不增加局部损伤。

此外，口腔黏膜固有层中还含有一定数量的巨噬细胞、肥大细胞、自然杀伤细胞（NK 细胞）和淋巴因子活化杀伤细胞，分泌细胞因子发挥相应的免疫功能。

二、感觉功能

口腔黏膜具有敏锐的痛觉、触觉和温度觉，同时，因为舌背轮廓乳头及菌状乳头等处存在味觉感受器——味蕾，所以还具有味觉，这是全身其他任何组织细胞都不具备的。感觉功能在一定程度上可以视为保护作用，因为口腔黏膜上的感受器启动了吞咽、呕吐、恶心和唾液分泌的行为。另外，口腔黏膜上还具有渴觉感受器，在调控口渴机制中起重要作用。

三、其他功能

除上述功能外，口腔黏膜还具有温度调节及分泌唾液的功能。因人类口腔黏膜没有皮肤的汗腺、毛发等附件，所以温度调节方面的作用较小。位于口腔黏膜下的小唾液腺具有分泌唾液的功能，从而起到润滑、消化、保护等作用。

需要注意的是，虽然可将口腔作为全身给药的途径，但口腔黏膜并不具有吸收功能，药物主要是通过口腔黏膜渗透到黏膜下后被吸收到体内的。因此，有时将全身用药改为含化，可提高口腔黏膜局部的药物浓度而减少全身的不良反应。

第四节　中医对口腔的认识

一、生理特点

口腔位于人体上部之头面，清阳之气上通至口腔及头面部其他部位，脾开窍于口，其华在唇，因此唇、颊、龈皆属于土，口居头面，故为阳窍，阳窍喜温恶寒，喜清而恶浊；脾为口窍，故口腔喜燥恶湿，又因口腔为清阳之处，故有喜清的生理特性。温则通利，寒则引缩，清则空畅，浊则壅塞，温、清、燥则口窍和利。胃主受纳，腐熟水谷，喜润恶燥，脾主升，胃主降，脾胃升降有序，脾主运化，脾将胃受纳腐熟的精微物质输布至全身经络与各个脏腑。如脾胃主升降、脾主运化、胃主受纳和腐熟水谷的功能受到损害，精微物质不能准确输送到口腔，口腔黏膜得不到濡养，就易产生各种口腔黏膜疾病，口癣就是其中之一。同时口癣疾病也有虚实之分，有虚火、实火之分，有色淡、色红之别。虚者脾胃虚弱，肝肾不足，脾肾阳虚，阴虚火旺，血虚风燥；实者脾胃湿热，肝胆实火。虚火者，色淡而白纹稀疏细小，甚者隐现龟纹，脉虚不渴；此因老病日久，劳倦内伤，房事过度，思虑太甚，耗伤阴血，虚火动而发之。实火者，色红而黏膜红肿糜烂，水疱纵生，白纹弥漫而粗实，甚者颊舌俱肿，牙龈红肿疼痛，脉实有力，口干喜饮；此因膏粱厚味，醇酒炙煿，肝胆实火、湿热蕴于脾胃妄而发之。

口能纳谷，舌能知味，口舌和利，则味馨香，语言清亮；失和，则干涩不爽，语言謇涩，黏膜粗干失润、结痂增厚等。舌为心之窍，当属火，动静相宜，具有发声辨味之功。齿居龈中应肾属水，龈包齿外应胃属土，龈肉丰硕，牙齿坚固，龈齿相亲，磨合有力。龈肉萎缩，牙豁齿落，龈齿相离，磨合无力。唇为飞门，唇位于口腔外部，是食物进入人体的门户，口唇张合，如同门扇开启，食物得以入口，故称飞门。由鼻柱系上唇缘纵行浅沟，称鼻唇沟或人中。上下唇交合处，称口角或口丫、口吻。唇内侧中央与牙龈结合处，称龈交。颊，又称面颊。《灵枢》中提道："蕃者，颊侧也。"两侧面颊近耳垂处，称腮，是疿腮、发颐的好发部位。腭，又称上腭、玉堂、天花板。《医宗金鉴》提出"玉堂在口内上腭，一名上含，其窍即颃颡也"。因上腭表面有横形花纹，似天花板状，故俗称天花板，有容纳舌体与挤压食物、协助吞咽的功能。

二、生理功能

口腔是人体与外界相通的孔窍，是人体重要的组织器官，主要具有摄水谷、司咀嚼、助吞咽、泌津液、助消化、辨五味、连咽喉、助发音以及构框架、靓面容等功能，现分述如下。

1. 摄水谷，司咀嚼，助吞咽

口腔位于消化道的最上端，主接纳和咀嚼食物以便于胃对食物的受纳和腐熟。饮食水谷进入口腔，唇保持其在口腔内不外溢，经过牙齿咀嚼、粉碎，借助涎液湿润并进行搅拌，然后通过颊部、舌部、腭部等的肌肉、黏膜活动，协助吞咽，经食管入胃。

2. 泌津液，助消化

在进食的同时，口腔分泌津液，帮助消化食物。口腔分泌的液体主要是涎和唾。涎为口津，是唾液中较清稀的部分，中医认为由脾精、脾气化生并转输布散，故说"脾在液为涎"。涎具有保护口腔黏膜，润泽口腔的作用，在进食时分泌旺盛，以助谷食的咀嚼和消化，故有"涎出于脾而溢于胃"之说。唾，是唾液中较稠厚的部分，由肾精化生，经肾气的作用，由舌下金津、玉液分泌而出。《喉科指掌》中有述"……然舌下金津、玉液二穴通于肾经"。唾液有润泽口腔、滋润食物及滋养肾精的功能。故脾、肾阴液充足，涎、唾分泌旺盛，口舌保持润泽，方能化谷消食。若脾肾阴津亏虚，无以上奉，则涎、唾分泌不足，津液亏乏，口舌失润，而致口干舌燥，食物干涩难咽，甚至影响发音说话。

3. 辨五味，连咽喉，助发音

舌司味觉，能分辨饮食水谷的味道。《灵枢》中提道："心气通于舌，心和则舌能知五味矣……脾气通于口，脾和则口能知五谷矣……"《证治准绳》指出："舌主尝五味，以荣养于身。"故口辨五味的功能主要为舌所主，与心脾关系密切。舌辨五味以舌尖、舌侧、舌体后部为主。舌体不同部位对各种味觉的辨别能力不同，舌尖部对甜味、咸味最敏感，舌侧对酸味最敏感，舌根对苦味最敏感。口腔还可有辛辣、清凉、麻木、干涩等不同的感受。另外，软腭、咽侧壁、咽底、会厌后部等亦有一定的味觉辨别作用。

口腔亦有协助发音的作用。《灵枢》提出："口唇者，音声之扇也；舌者，音声之机也；悬雍垂者，音声之关也。"口的协调配合，使言语清晰流畅。

4. 构框架，靓面容

口位于体表，属五官，是面容的重要组成部分。上下颌骨构成口腔框架，周围肌肉构成口腔轮廓，一同对大脑等重要器官起到重要的保护作用。正常的口、齿、唇、舌结构还能使面容靓丽。

三、口腔与脏腑、经络的关系

口既为肺胃之门户，又是心脾之外窍，全身许多经脉、经别循行交会于此，故口腔的生理功能和病理变化与五脏六腑及全身经络均有一定的联系。尤其与脾、心、肾、胃、肝等关系密切。脏腑气血精微通过经脉上注口齿唇舌，脏腑化生的精、气、血、津液通过经络而达口腔，使口腔获得濡养，以保证其组织生理活动的正常运行及生理功能的发挥，使脏腑与各器官诸窍生理协调并相互为用。若脏腑功能失调，气血阴阳失衡亏虚，则会通过经络影响口腔而为病；口腔功能失调病变，亦可通过经络而伤及脏腑。经络有其特定的循行部位和络属脏腑，因而临床上可以根据病变部位，判断疾病所属的经络及相关的脏腑，指导辨证用药。

脾开窍于口，其华在唇，在液为涎。脾主运化的功能正常，方能对气血精微进行转输布散，使之发挥润泽口腔、保护口腔黏膜的作用；脾失健运，气血衰少，口腔黏膜失于濡养，则可导致疾病的发生。湿邪困脾，口唇可出现糜烂、水肿、渗出等症状，正如《素问》中提道："诸湿肿满，皆属于脾。"足太阳脾经经脉"连舌本，散舌下"，与唇、舌、肌肉关系十分密切。所谓经脉所过，主治所及，故口癣、口疮、口糜、齿痛、颊肿等口唇疾病与足太阴脾经关系密切。

心主血脉，开窍于舌。舌与心的联系，表现在以下方面。一是心主血脉，而舌体血管丰富，外无表皮覆盖，故舌的状态能灵敏地反映心主血脉的功能状态。临床上，常通过观舌来诊察心之病变，如舌尖红赤，常为心经有热；舌尖有芒刺，多为心火亢盛；舌质紫暗，多为心血瘀滞；心阴不足，可见口干舌燥；虚火内生，则见口舌糜烂。二是舌为口中的实体感觉器官，具有感受味觉的功能，心主血脉，心之气血通过经脉上荣于舌，使之发挥辨别五味的作用。心神健旺，则舌善辨五味，营养全身。三是心与舌体通过经脉相互联系。《灵枢》中提道："手少阴之别……循经入于心中，系舌本。"手少阴心经与口腔疾病相关的病症主要有暴喑、舌强不语、口疮、口糜、口癣等。

肾藏精，为阴阳之本，四肢百骸、五官九窍皆受肾脏阴液的滋润濡养，受肾脏阳气的温煦，方能维持其生理功能。肾之精气充足，则生长发育正常，牙齿坚固，唾液化生有源；肾之气化功能正常，津液上承，则口腔濡润。病理上，肾精不足则发育迟缓，牙齿疏松动摇，口中唾液黏少，甚至无唾；肾阴不足，虚火上炎，则齿病。《灵枢》提出："肾足少阴之脉……其直者，从肾上贯肝膈，入肺中，循喉咙，挟舌本……""足少阴所生病者，口热，舌干，咽肿，上气，嗌干及痛……"足少阴肾经与口腔相关的病症主要有口热、舌干、口癣、白斑、齿蛀齿龋等。

胃主受纳，腐熟水谷，机体的生理活动及气血津液的化生都依靠食物的营养。胃受纳、腐熟水谷的功能必须与脾的运化功能相互配合，纳运协调才能将水谷化为精微，进而化生精、气、血、津液，供养全身。若脾的运化、升清功能失职，胃的受纳、腐熟功能障碍，精微物质不能准确输送到口腔，口腔黏膜得不到濡养，故而产生各种口腔黏膜疾病。《灵枢》提出："胃足阳明之脉，起于鼻之交頞中，旁内太阳之脉，下循鼻外，入上齿中，还出挟口环唇，下交承浆，却循颐后下廉，出大迎，循颊车，上耳前，过客主人，循发际，至额颅。其支者，从大迎前下人迎，循喉咙，入缺盆，下膈，属胃络脾。"足阳明胃经与口腔相关的病症主要有面痛、颊肿、齿痛、口唇生疮、口癣、口糜等。

肝藏血，主疏泄。肝的疏泄功能正常，则气机调畅，气血和调，心情舒畅，有助于脾胃之气的升降，从而促进脾胃的运化功能。肝的疏泄功能失调，则气郁、风、火、湿热内生。《灵枢》提出："肝足厥阴之脉……其支者，从目系下颊里，环唇内；其支者，复从肝，别贯膈，上注肺。"又说："……肝者，筋之合也，筋者，聚于阴气，而脉络于舌本也。"由于经脉的联系，肝之经气上通唇舌，若肝脏发生病变，也可引起口齿唇舌的病症。肝气郁结，气血瘀浊结聚，则会在口内形成肿瘤。结合临床，口腔疾病的发生多与全身及精神情志因素密切相关，多以疏肝解郁、调畅气机之法来缓解。另外，肝体阴而用阳，多气火有余而阴血不足，阴血亏虚，易生风化燥，故出现口喝舌强、口唇干燥脱屑等表现，也从肝论治。血府为肝经循行之处，气机升降出入之所，如果血府瘀阻，将造成肝气不舒，清阳不升，正所谓"气有虚实，血有亏瘀"，气血亏损或者气血阻滞，口腔黏膜不得滋养，导致黏膜粗糙、肥厚，出现苔藓样改变、灰白色斑或瘀斑，从而导致口癣。

除此之外，手阳明大肠经的支脉，从缺盆上行至颈部，再经面颊进入下齿中，又返回经口角至上唇，交会于人中，止于对侧鼻孔旁。故头面五官病症是本经的主治之一。《灵枢》中提道："……实则龋聋；虚则齿寒痹膈，取之所别也。"

足太阳膀胱经下颈项、挟脊柱入于五脏六腑之俞，络肾属膀胱，是人体非常重要的一条经脉，统摄一身阳气，为一身之表，能够抵御外邪侵袭，输布体内气血津液。五脏六腑之俞全部位于足太阳膀胱经的第一侧线上，口癣的发生常与过食辛辣厚味、嗜饮醇酒、外感风火燥邪、病后劳损等因素有关，病位在口舌，与心、脾、肾关系密切。心开窍于舌，脾开窍于口，脾经连舌本，散舌下，肾经夹舌本，各种脏腑热毒或虚火上炎于口均可导致口癣的发生。故足太阳膀胱经能够反映五脏六腑功能状态，用于治疗脏腑相关疾病。

任脉起于小腹内，沿前正中线上行，经关元等穴，上达咽喉部，再上行环绕口唇，经面部进入目眶下。故此经脉亦可治疗舌肿痛、口舌生疮、口糜、口癣、齿龈肿痛、口喝等面口舌病症。

第 二 章

口腔扁平苔藓的病因

　　口腔扁平苔藓（OLP）是一种发生于口腔黏膜的浅表炎症性疾病，在口腔黏膜病中其发病率仅次于复发性口疮，是常见的口腔黏膜病之一，OLP 的患病率各地报道不尽相同，为 0.1%~4%，Pin dborg 等在印度的三个地区调查 OLP 患病率为 0.1%~1.5%。Axell 报道在瑞典两个地区 OLP 患病率为 1.85%，而在我国口腔白斑、口腔扁平苔藓两病防治协作组曾对北京、西安、武汉、成都、上海等地调查，调查结果示这些地区 OLP 患病率为 0.51%，其中女性多于男性，从儿童到 60 多岁的老人均可发病，但多发于中年人。同时由于 OLP 常常反复发作，迁延不愈，并且有癌变的可能性，其恶变率为 0~5.3%，因此世界卫生组织（WHO）已经将口腔扁平苔藓病变列为癌前状态之一，该病严重影响了患者的生活质量和心理健康。

第一节　口腔扁平苔藓的病因

　　OLP 的发病因素和机制尚未完全明确，研究表明，其发病可能与多种致病因素有关，如免疫因素、精神因素（如疲劳、焦虑、紧张）、内分泌因素、感染因素、微循环障碍因素、微量元素缺乏、遗传因素、口腔局部刺激因素以及某些全身疾病（糖尿病、感染、高血压、消化道功能紊乱）等。现分述如下。

一、免疫因素

目前研究显示，免疫诱导 OLP 发生发展可能与以下几个因素密切相关。

1. T 细胞

T 细胞是在骨髓中产生，并在胸腺中发育成熟的免疫细胞。可将 T 细胞分为 CD4$^+$T 细胞和 CD8$^+$T 细胞。T 细胞在细胞免疫和体液免疫中发挥着不可或缺的作用，是人体最重要的特异性免疫细胞，参与机体抗细胞内感染、抗肿瘤、人体自身免疫性疾病、迟发型超敏反应、移植排斥等多种免疫反应过程。

目前普遍认为，OLP 是由 T 细胞介导的基底细胞液化变性和溶解的免疫反应性疾病。研究表明，对 OLP 患者的病损黏膜进行病理检查，多数可发现 T 细胞浸润带，T 细胞聚集是其特征性表现。有学者认为，CD4$^+$T 细胞及 CD8$^+$T 细胞之间的平衡失调可能是导致 OLP 发病的重要因素。正常状态下 T 细胞各亚群维持一定比例，CD4 与 CD8 的比值可直接反应两者之间相互平衡关系以及细胞免疫状态，其比值的稳定和平衡是机体发挥正常免疫功能的关键因素，当机体内 CD4$^+$T 细胞及 CD8$^+$T 细胞数量发生改变，或者 CD4 与 CD8 的比值发生异常变化时，就会出现免疫功能紊乱。有学者采用阻断 T 细胞的早期细胞因子转录，抑制 T 细胞的活化，进而抑制 T 细胞活性和各种细胞因子的产生的方式来治疗 OLP，在临床上取得了一定疗效。对 T 细胞亚群进行检测，分析 CD4$^+$T 细胞、CD8$^+$T 细胞数量及二者的比值，进行针对性治疗，有助于减轻 OLP 患者的临床症状、降低复发率。

2. 细胞因子

1）趋化因子

趋化因子是一种能够使细胞向高浓度刺激物定向移动的，具有诱导附近反应细胞定向趋化能力的小细胞因子。趋化因子有四个位置保守的半胱氨酸（Cys）残基，由其前两个半胱氨酸相对位置的不同，可以将趋化因子分为 CXC（α）、CC（β）、C（γ）和 CX3C（δ）四型。趋化因子主要作用可分为基础归巢作用（起基础归巢作用的趋化因子是一种稳态趋化因子，在胸腺和淋巴组织中产生，对淋巴细胞的发育、成熟、归巢和再循环有着重要作用，也支持白细胞定向迁移）、炎症归巢作用（起炎症归巢作用的趋化因子是一种炎症趋化因子，当机体发生感染或出现损伤时，这种炎症趋化因子浓度升高，使炎症性白细胞向受损区域定向迁移，起防御作用，但在过度反应时对机体起破坏作用）。

对 OLP 患者的病损黏膜进行病理检测可以发现，OLP 病损黏膜以表层过度角化，基底层水肿、液化变性，固有层淋巴细胞浸润带等表现为主。在趋化因子 CCL5 的作用下，OLP 患者及正常人外周血 T 细胞的增殖水平及迁移率增高，凋亡率减少。OLP 患者口腔黏膜的病理学特征，可由趋化因子通过调节 T 细胞的迁移，导致 T 细胞的带状浸润而形成。

CXCL12 作为一种多效性趋化因子，能够调控组织稳态、自身免疫和干细胞归巢，并参与胚胎发育、肿瘤发生发展以及免疫监控。CXCL12 与 CXCR4 具有一对一的配对关系。在 OLP 患者的病损黏膜中，CXCL12 与 CXCR4 呈高表达趋势，CXCL12 和 CXCR4 在 OLP 病理过程中的作用与其对间充质干细胞和具有免疫调节作用的细胞因子的影响关系密切。

2）白细胞介素

白细胞介素（IL），简称白介素，是一类能够对多种细胞产生作用的细胞因子，对机体多种生物学过程均有调节作用。在传递信息，激活免疫应答，调节免疫细胞，促进 T 细胞及 B 细胞的活化、增殖以及分化中起着重要作用。在人体炎症反应中，IL 的促炎作用可能加重 OLP 的病理损伤。多项研究显示，IL 在 OLP 患者血清中呈高表达。随着 OLP 患者口腔黏膜的炎症反应加重，白介素-35（IL-35）的表达水平明显增高，IL-35 与 OLP 的炎症发生及发展存在紧密联系。

3）肿瘤坏死因子

肿瘤坏死因子（TNF）是一类能够作用于多种肿瘤细胞，使其发生出血性坏死的细胞因子。TNF 可分为 TNF-α 和 TNF-β。在 OLP 的发生发展过程中，TNF－α能引起口腔黏膜组织修复细胞及胶原蛋白减少，使口腔黏膜组织受损，加重OLP的炎症反应。

二、精神因素

受生活节奏快、工作压力大、人际关系复杂等各种社会、精神、心理因素的影响，现代人易产生焦虑、烦躁、抑郁等诸多负面情绪。长期的负面情绪不仅会损害人的生理和心理健康，甚至导致精神疾病和躯体疾病，精神因素在疾病的发生、发展过程中的影响越来越受到重视。目前许多研究已经证实精神因素与OLP存在着密不可分的联系。

精神应激因素可以影响免疫功能，使炎症性反应增加。OLP是一种慢性炎症性疾病，目前广泛认为抑郁症和炎症两者之间呈正相关的关系，抑郁症会加重炎症，炎症又会相应地使抑郁加重，恶性循环，相互影响。相应地，在治疗方面，抗炎药物可以减轻抑郁症状，对抑郁的干预又可以减轻炎症反应。目前，国内外有很多文献报道OLP的发生发展与患者的心理状态存在一定关系。很多研究显示OLP患者（尤其是糜烂型OLP患者）具有明显的焦虑、抑郁症状，这表明OLP的发生、发展与身心因素有密切关系。约50%的OLP患者有精神创伤史，或因生活压力过大等事件导致心情不畅、情绪焦虑等。Ivanovski等用竞争性酶联免疫吸附法测定OLP患者焦虑与氢化可的松水平的相关性后发现：OLP患者普遍焦虑，其氢化可的松水平均很高。有学者认为精神压力因素可能会启动患者的各种自身免疫反应，影响躯体对疾病的易患性。近年来的研究表明，口腔扁平苔藓与精神因素密切相关，患者的精神因素能够导致免疫功能失调，有学者曾发现在外周血中表达神经细胞黏附分子1（NCAM1）的NK细胞数目在糜烂型与非糜烂型OLP患者中增加，表达NCAM1的自然杀伤T细胞（NKT细胞）可通过分泌细胞因子引起Th1细胞与Th2细胞的不平衡，这也是很多自身免疫性疾病的发病机制之一，而且Th1/Th2细胞因子在OLP的发生、发展中也扮演着重要的角色。据研究显示，抑郁严重指数与CD3⁺细胞数、CD4与CD8的比值之间有较明显的负相关关系。精神因素对OLP发病的作用机制可能与应激反应有关。

由此，有学者提出了一种假设：应激因子可能是各种自身免疫反应的始发点。目前这一观点尚存争议。与非糜烂型 OLP 相比，糜烂型 OLP 患者血清皮质醇较高，在压力、焦虑等应激因素作用下，下丘脑－垂体－肾上腺轴被激活，导致血清皮质醇释放，同时精神－神经－免疫系统促进神经末梢与淋巴细胞相互作用，改变淋巴细胞的状态，最终导致扁平苔藓的发生，这一过程在糜烂型 OLP 中表现尤其显著。临床中常见这种因心理异常导致机体功能紊乱，促使 OLP 发病、病情加重，或反复发作、迁延不愈的患者。对这类患者进行良好的沟通、心理辅导等心理干预治疗，鼓励其自我身心调节后，病情常可缓解，甚或痊愈。中医对于这类患者治疗以疏肝解郁，调畅气机为法，亦可获得良效。虽然目前不能确定精神改变是 OLP 的直接发病因素，也不能确定精神改变是 OLP 及其损害的结果，但 OLP 与精神因素密切相关的事实已不容否定。

三、内分泌因素

口腔黏膜是激素的靶器官之一，激素水平的变化可导致口腔黏膜发生病理改变，广泛认为激素对 OLP 的发生、发展存在影响。

1. 雌激素

雌激素又称雌性激素、女性激素，有促进女性附件器官成熟及第二性征形成，并维持生殖功能等作用。雌激素主要由卵巢的卵泡细胞等分泌，睾丸、胎盘和肾上腺也可分泌雌激素，主要雌激素为雌二醇。OLP 在女性群体的发病率较高。女性血浆雌二醇（E_2）含量下降是 OLP 发病因素之一。研究发现，月经周期紊乱、处于停经期前后及患有妇科疾病的女性 OLP 发病率高于正常女性。女性 OLP 患者在妊娠期间，病情往往有所缓解，哺乳期后月经正常时，疾病对于口腔黏膜的破坏又再度出现。

2. 甲状腺激素

调查显示，OLP 患者的桥本甲状腺炎（HT）发病率明显高于正常人群 HT 发病率。有研究发现，OLP 患者中的三碘甲状腺原氨酸（T_3）水平和抗甲状腺球蛋白抗体（anti－TGAb）滴度均较正常人群更高。

四、感染因素

感染因素在 OLP 的发生、发展中起着不可忽视的作用，OLP 的发生和发展可能与微生物失调参与宿主免疫、炎症和感染有关。目前已发现 OLP 与细菌、病毒、真菌等存在一定联系。

1. 幽门螺杆菌

幽门螺杆菌（Hp）是革兰氏阴性、微需氧细菌，是引起慢性胃炎、胃溃疡或十二指肠溃疡的主要病因之一，也是导致胃癌的重要危险因素。近年来，多篇报道表明 Hp 感染与多种皮肤病具有相关性。此外，口腔是 Hp 在胃以外检出的主要部位。研究表明，OLP 与 Hp 存在一定相关性。Hp 感染是 OLP 发生、发展的重要危险因素，OLP 患者的 Hp 感染率较健康人的 Hp 感染率明显增高。Hp 导致 OLP 的发病机制尚未清楚，有学者认为 Hp 可直接刺激口腔软组织产生炎症，加快细胞的死亡速度；也有学者认为，引发口腔黏膜损害的抗口腔黏膜抗体与引起胃壁黏膜损害的抗胃壁黏膜抗体之间存在部分交叉免疫，故 Hp 感染引起胃黏膜疾病时，同时可刺激机体自身产生抗体来进攻口腔黏膜组织，使其发生病变。

2. 白念珠菌

白念珠菌（CA）是健康人群口腔分离出的念珠菌中最常见的菌种，属条件致病菌。在人体免疫力低下，使用激素、全身抗生素治疗，或者口腔卫生不良时，可引起 CA 感染致病。CA 感染是导致 OLP 的一大危险因素，与 OLP 关系密切。且有研究证实，伴 CA 感染的 OLP 患者较不伴 CA 感染的 OLP 患者更易发生癌变。CA 可产生致癌物 N－亚硝基甲基苄基胺，参与 OLP 的恶性转化。因此，抗 CA 治疗应该被列入临床治疗 OLP 的考虑范围。

3. 肝炎病毒

OLP 与肝病，尤其是丙型肝炎病毒（HCV）以及乙型肝炎病毒（HBV）感染所致的慢性肝病关系密切。OLP 患者人群中 HCV 感染率明显高于未患 OLP 人群的 HCV 感染率。国外学者对丙型病毒性肝炎合并 OLP 的患者进行无干扰素抗病毒治疗，部分患者 OLP 症状消失，其余患者 OLP 局部症状也有所改善，且半年内未见复发、加重，可认为 OLP 的发病与 HCV 感染存在一定的关系。

除此之外，OLP 与人乳头瘤病毒（HPV）、人类疱疹病毒（HHV）、EB 病毒（EBV）等病毒感染也存在一定关系。

五、微循环障碍因素

过度的血管生成是炎性疾病发生、发展的标志。在 OLP 的炎症反应过程中，常伴有血管异常增生及血管内皮细胞功能失调。OLP 患者病损组织中有微血管密度增高的现象。

OLP 患者的血液流变学存在一定异常。OLP 患者的血液较浓稠，红细胞聚集指数增高，血液黏滞度增高。血液浓缩可导致血小板聚集和黏附，释放多种因子，刺激平滑肌细胞收缩，导致血管痉挛和更多的血小板聚集、黏附，血管内膜受损，微循环障碍，促进 OLP 的发生。

上皮层内的细胞营养代谢是依赖于下面固有层的供给，OLP 病损上皮层细胞内，特别是固有层细胞肿胀、变性、管壁增厚而导致血管狭窄，造成血流缓慢、血液淤滞、微循环障碍，使上皮组织养料的输送和废物的排除受阻，从而引起上皮细胞代谢功能紊乱、血管通透性增加、大量炎性细胞渗出、局部缺氧、酸中毒造成代谢障碍、组织变性、上皮坏死，导致了 OLP 的发生、发展。

六、遗传因素

多项临床报告表明，OLP 具有家族聚集性和遗传易感性。近年来关于遗传因素致 OLP 的发生、发展也越来越受到关注。

1. *p53* 基因

p53 是生物体内一种抑制细胞转变为癌细胞的抑癌基因，其野生型使癌细胞凋亡，从而防止癌变，还可以帮助细胞修复基因缺陷，在细胞周期

控制、DNA 修复和细胞凋亡等过程中起着重要作用。$p53$ 基因在 OLP 患者中呈现高表达趋势。有研究显示，$p53$ 基因突变的女性患 OLP 的概率较高。此外，有学者发现 $p53$ 基因和 $p73$ 基因可能参与了 OLP 的发病。

2. *hMSH2* 基因

人类 DNA 错配修复（MMR）系统的存在能避免遗传物质产生突变，纠正由于 DNA 复制错误和同源重组而产生的碱基错配和短插入/短删除。*hMSH2* 是人类 DNA 错配修复基因之一，其在减少突变和维持基因组稳定性方面发挥着重要作用。有研究发现，在 OLP 患者体内，*hMSH2* 阳性细胞比例明显降低。

3. *TNF* 基因

OLP 与 *TNF* 基因关系密切。$TNF-\alpha-308A$ 等位基因在 OLP 发病中有一定的遗传诱导作用。$TNF-\alpha$ 基因的遗传变异在 -308 位点，该基因变异增加 $TNF-\alpha$ 转录并产生更高水平的细胞因子，与 GG 纯合子基因型个体相比，杂合子 AG 和 AA 纯合子具有更高的 OLP 风险，且基于种族的亚群分析，等位基因携带者（AA + AG）在混血儿人群中明显具有更高的 OLP 发病率。而 $TNF-\beta+252GA$ 基因型多态性也与 OLP 易感性密切相关。

4. *IL* 基因

在 OLP 患者唾液中，IL 类细胞因子浓度显著增加。$IL-6$ 能使 $p53$ 基因失活，进而诱发 OLP 易感。国外学者研究发现，巴西 OLP 患者中发现 $IL-6$ 纯合子基因型更常见，表明 $IL-6$ 基因多态性的遗传与 OLP 的发生具有相关性。此外，OLP 患者的 $IL-4-33C/C$ 基因型频率较正常人增高可达 4 倍。$IL-10-1082$、$IL-10-819$、$IL-10-592$ 位点基因型的 TAT 单倍型在 OLP 患者中出现的频率显著增高，提示 $IL-10$ 在 OLP 发病中的负调节作用有一定的遗传背景。

此外，干扰素 $-\gamma$ 基因、DNA 甲基转移酶 3B（DNMT3B）基因、维生素 D 受体（VDR）基因、细胞色素 P450（CYP450）基因、髓过氧化物酶（MPO）基因、环氧合酶（COX）基因等也与 OLP 的发生和发展存在一定联系。

七、其他因素

有学者认为糖尿病、高血压、消化道功能紊乱与 OLP 发病有关。也有学者认为锌、碘、镁等元素的缺乏可能与 OLP 发病有关。

第二节　　口癣的中医病因病机

一、口癣的病因

中医认为口癣的病因主要由脏腑功能失调而引起的内伤所致，或六淫侵袭，侵犯脏腑引起内伤所致；或与老病日久，劳倦内伤，饮食内伤、房事过度，情志失调，阴血耗伤、气滞血瘀及其他影响因素有关。分述如下：

1. 六淫侵袭

六淫为外感病因之一。口腔在消化道的前端，与肺的关系也十分密切，食物由此而入，呼吸之气由此出入，故有饮食、呼吸门户之称。六淫外邪，也最易从口鼻而入，侵犯脏腑。六淫，是指风、寒、暑、湿、燥、火六种外感病邪的统称。因风为百病之长，凡寒、湿、燥、火多依附于风而侵犯人体，故临床多见风与寒、风与火、风寒夹湿邪、风热夹湿邪致病。风热湿毒，外犯肺脾，肺气失宣，敷而不达，湿毒蕴于脾胃，化火循经，上炎于口，故而诱发口癣。火热燥邪入侵皮毛、口鼻而导致肺气宣布不利，胃热循经上行而灼伤口、唇、黏膜、肌肤，从而导致口癣的发生。

2. 情志失调

当代人承受来自工作、生活、家庭、社会各方面的压力较大，感情易受刺激，易郁易躁，情绪波动大。情志长期不遂，或受到突然的精神刺激，阻遏肝脉，肝失疏泄，气机郁滞，气郁化热，甚至化火，灼伤肌膜，发为口癣。

3. 饮食内伤

饮食不节，如过食肥甘厚味、辛辣刺激，或嗜烟酒而成癖。一是局部刺激、损伤口腔黏膜，气血失和，而致口癣；二是内伤脾胃，纳化失健，蕴湿化热，湿热上蒸，熏灼于口，则成口癣。或多食苦寒之物，损伤脾胃，脾失健运，津液失布，湿蕴不化，滞于局部而发口癣；脾胃蕴热，饮食失节，恣食膏粱醇酒，煎炒炙煿，湿热内酿，上蒸口腔肌膜，或膀胱水湿泛溢，脾经湿热蕴郁，久则化为热毒，熏蒸口腔诱发 OLP 或者口疮。

4. 劳倦内伤

劳倦伤脾，脾气虚弱，运化失职，一是脾虚不能布散津液，导致湿邪困遏；二是脾虚气血生化乏源，口腔黏膜失于濡养而发病；三是兼杂胃肠积热、脾经湿热和膀胱水湿泛溢，日久湿热蕴结，化为热毒，循经上行，熏蒸口舌，腐蚀肌膜而发病。正如《素问》所载："膀胱移热于小肠，鬲肠不便，上为口糜。"

5. 老病日久

阴液亏耗，阳亢阴耗；或年老体衰，肝肾之阴精耗损，肌膜失于濡养出现以干燥、增厚、破裂、脱屑、结痂、瘙痒为表现的口癣病。因久病伤阴，肝肾阴虚，血虚风燥，口腔黏膜容易失去滋养而致病。脾肾两虚，脾为后天之本，肾为先天之本，脾虚则不能充养先天之本，肾虚不能输精于脾，则水谷精微化生无源，难以濡润口腔黏膜，故发病。

6. 房事过度

房事不节，肾精耗损。肾阴亏虚，口腔黏膜失于濡养而致口癣。肾阳亏虚，肾为先天之本，脾为后天之本，肾阳亏虚，不能输精于脾，则水谷精微化生无源，难以濡润口腔黏膜，故发病。

7. 气滞血瘀

血府为肝经循行之处，气机升降出入之所，如果血府瘀阻，将造成肝气不舒，清阳不升，正所谓"气有虚实，血有亏瘀"，口腔黏膜不得滋养，从而出现口癣。

二、口癣的病机

《素问》中提道"火气内发，上为口糜"。脏腑积热，口疮糜烂；心热口糜，口疮多赤；肺热口糜，口疮多白；膀胱移热于小肠而发口糜；心脾积热，口糜；三焦火旺，口糜；中焦不足，虚火上浮，口糜；阴亏火泛，口糜；内热口糜并咽喉肿痛。《圣济总录》里记载："有胃气弱，谷气少，虚阳上发而为口疮者，不可执一而论，当求其所受之本也。"《杂病源流犀烛》："人之口破，皆由于火，而火必有虚实之分，色淡色红之别。虚火血色淡白，斑点细陷，露龟纹，脉虚不渴，此由思烦太甚，多醒少睡，虚火动而发也……实火色红，而满口烂斑，甚者腮舌俱肿，脉实口干，此由饮酒厚味，心火妄动而发也。"因此其病机有虚实两方面，实为湿、火、热、气滞、血瘀，虚为气、血、阴、阳的虚损不足。脾开窍于口，口癣的发生多责之于脾胃，或因风热湿毒之邪侵袭机体，引起脏腑失衡，气血失和，或因老病日久、房事过度、思虑太甚、饮食内伤等引起脾胃虚弱、肝肾不足、脾肾阳虚、阴虚火旺等各种脏腑失衡，口腔黏膜得不到濡养，从而导致本病的发生。

第 三 章
口腔扁平苔藓的临床表现与组织病理

第一节　口腔扁平苔藓的临床表现

口腔扁平苔藓的损害好发于颊、舌、牙龈等部位，为多发或双侧对称分布，呈稍高于黏膜表面的白色或灰白色线纹或网纹（网纹型），也可以表现为丘疹型、斑块型、萎缩型、水疱型和糜烂型等病损（后 5 型病损不是独立存在，需在其他部位同时存在网纹型病损）。可同时或分别在皮肤、指（趾）甲等部位出现损害，皮肤损害为紫红色多角形扁平丘疹，指（趾）甲损害为甲板无光泽、萎缩变薄，甚至形成沟裂。

一、口腔黏膜病损

OLP 病损为小丘疹连成的线状白色、灰白色花纹，类似皮肤损害的 Wickham 线（威肯姆线），属角化异常病损。白色花纹可组成网状、树枝状、环状或半环状等多种形状，也可表现为白色斑块状。

病损大多左右对称，可发生在口腔黏膜任何部位，包括舌、牙龈、前庭、唇、腭、口底等部位，以颊部最为多见，达87.5%。黏膜上多同时表现多样病损，相互交错和转变。病损区黏膜可为正常，或发生充血、糜烂、溃疡、萎缩和水疱等。OLP 病损在口腔黏膜消退后，黏膜上可留有色素沉着。

有些 OLP 患者自觉黏膜粗糙、木涩感、烧灼感，口干，偶有虫爬痒感。遇辛辣、热、酸、咸味食物刺激时，病损局部敏感、灼痛。

1. 分型

根据病损形态分型，可分为以下几种类型：

网纹型：临床上最常见，是本病口腔黏膜病损的典型表现，灰白色花纹稍高隆起黏膜表面，交织成网状，多见于双颊、前庭沟、咽旁等部位。

丘疹型：表现为针头大小样丘疹，呈散在或簇状分布，略高出正常口腔黏膜，有时伴有轻度白色斑纹，常发生于颊部或唇部。

斑块型：由小丘疹融合组成的灰白色斑块，斑块大小不一，界限清楚，为略显淡蓝色的白色斑块，圆形、椭圆形或不规则形，微凹下，多发生在舌背，舌乳头萎缩至病损表面光滑，亦可见于颊部黏膜。

萎缩型：表现为黏膜上皮萎缩，同时可伴有网状损害。多发生于舌部，其次是颊部。

水疱型：病损组织基底细胞液化变性，上皮与上皮下结缔组织分离，形成上皮下水疱，呈透明或半透明状，周围有斑纹或丘疹，水疱破溃后形成糜烂面的可归入糜烂型 OLP。此型可发生在颊、唇、前庭沟及翼下颌韧带处。

糜烂型：除白色病损外，线纹间及病损周围黏膜发生充血、糜烂、溃疡。患者有刺激痛，自发痛。常发生于颊、唇、前庭沟、磨牙后区、舌腹等部位。

2. 不同部位 OLP 病损的表现特征

颊部：为口腔扁平苔藓病损最常见的发病部位，以颊后部及磨牙后区及龈颊移行沟处为好发区域，甚至可延及翼下颌韧带区及口角处。病损形态多样，以网状灰白条纹最多见，也可有树枝状、线条状、环状丘疹、斑块状等不同类型损害。在颊咬合线区常表现为条索状、斑点状、线状或网状损害。可为单侧损害，但以双侧黏膜对称发生为多。

舌部：多发生在舌前 2/3 区域，包括舌尖、舌背、舌缘及舌腹部。常表现为萎缩型、斑块型损害，舌背丝状及菌状乳头萎缩，上皮变薄，光滑红亮，常伴有糜烂。糜烂愈合后，形成缺乏乳头的平滑表面。舌背病损亦可呈灰白、透蓝的丘疹斑点状，圆形或椭圆形灰白色斑块状。常与舌背白斑难以区别。舌缘及腹部充血、糜烂病损并伴有自发痛，应注意观察并进行活体组织检查。

唇部：下唇唇红部多见，多为网状或环状白色条纹，病损累及部分唇红或波及整个唇红黏膜，但唇红部 OLP 病损通常不会超出唇红缘而波及皮肤，该特点是与慢性红斑狼疮鉴别的要点。病损伴有秕糠状鳞屑，有时花纹模糊不清，用水涂擦后透明度增加，花纹较为清晰。唇红黏膜乳头层接近上皮表浅部分，基底层炎症水肿常导致水疱发生，黏膜糜烂、结痂。

牙龈：萎缩、糜烂型多见，龈乳头及附着龈充血，接近前庭沟处可见白色花纹。牙龈表面常发生糜烂，似上皮缺失，呈剥脱性龈炎表现，四周的白色细花纹可与良性黏膜类天疱疮相区别。

腭部：较为少见，病损常位于腭侧龈缘附近，多由龈缘或缺牙区黏膜蔓延而来，中央萎缩发红，边缘色白隆起。软腭病损呈灰白色网状花纹，多局限于部分黏膜，亦可波及整个软腭，多无糜烂。

二、皮肤病损

典型的皮损为扁平的多角形扁平丘疹，呈紫红或暗红色，表面有细薄鳞屑，具有蜡样光泽，直径 0.5~2 cm，微高出皮肤表面，边界清楚。丘疹多发性，单个散布或排列成环状、线状、斑块状。四周皮肤可有色素减退、色素沉着或呈正常皮肤色。有的小丘疹可见点或浅的网状白色条纹，即为 Wickham 线，将石蜡涂于丘疹表面并用放大镜观察，则 Wickham 线更加清晰。

病损多左右对称，主要分布于四肢伸侧，尤其是踝部和腕部，但其他任何部位均可发生。在生殖器部黏膜的损害表现为白色丘疹或溃疡。患者瘙痒感明显，皮肤上可见抓痕。溃疡性损害可有疼痛。发生在头皮时，破坏毛囊可致脱发。皮损痊愈后可留褐色色素沉着，或因色素减少而成为稍微萎缩的淡白色斑点。

三、指（趾）甲病损

常呈对称性，但十指（趾）甲同时罹患者并不多见。甲体变薄而无光泽，按压时有凹陷，有时在甲床显示红色针尖样小点，压诊疼痛。甲体表面可以表现为细鳞纵沟、点隙、切削面严重者形成纵裂。甲部损害一般无自觉症状，继发感染时可引起周围组织疼痛，严重的指（趾）甲损害可使甲体脱落，还可发生甲床溃疡坏死。

第二节　口腔扁平苔藓的组织病理

扁平苔藓可发生于人体的多个部位，引起不同的临床表现。虽然对人体的损害各有不同，但是它们的基本病理变化是一致的，因此明确客观的病理检查对扁平苔藓的诊断和指导准确的对症治疗有重要意义。

1. 光学显微镜观察

由表及里表现为上皮表层过度角化，以不全角化多见，颗粒层轻度改变，棘层不规则增生或萎缩，上皮钉突形态不一（锯齿状等不规则延长或消失），基底层细胞水肿且液化变性显著，基底膜区和基底细胞层模糊不清并可见嗜酸带，固有层淋巴细胞带状浸润，在上皮的棘层、基底层或固有层可见胶样小体等。不同类型的 OLP 病损特点如下：①丘疹型，典型组织象，但角化层可广泛且增厚，淋巴细胞浸润带较宽且常有嗜酸带；②水疱型，是生发层退变棘上皮与结缔组织水肿的结果，完整时可见固有层淋巴细胞浸润带，破溃时无典型现象，浅层常杂有中性粒细胞，淋巴细胞等可侵入黏膜下层；③糜烂型，上皮萎缩变薄，或全层变坏，有时可见出血，典型淋巴细胞浸润带很难辨出，生发层水肿，基底细胞破坏，覆盖的上皮变薄并出现区域性坏死，形成溃疡。

2. 电子显微镜检查

①上皮过度角化，棘层增生或萎缩；上皮钉突不规则增生，形成锯齿状钉突；②鳞状上皮深层淋巴细胞浸润；③基底细胞液化变性；④固有层

浅层可见以淋巴细胞为主的带状或灶性浸润且界限清晰；⑤无上皮异常增生；⑥无上皮疣状增生改变。

3. 免疫病理

OLP 的发病与机体自身免疫系统密切相关，在疾病发生过程中可能有多种免疫活性细胞、细胞因子参与。

1）朗格汉斯细胞（LC）及肥大细胞可能起始动作用

LC 是免疫系统中的一个重要细胞，表皮 LC 大部分来源于骨髓，在免疫反应中起抗原提呈作用。外来的或与外来物质结合形成的抗原侵及黏膜时，首先被激活的是 LC，LC 接受抗原后加以处理并呈递给 Th 细胞，Th 细胞分泌多种细胞因子，反过来作用于 LC，使其分泌 IL-1 等，启动免疫反应的效应机制，造成黏膜组织损伤。Walton 等在 1998 年报道，OLP 病变内的 LC 比正常黏膜中的明显增多，提示 LC 既为抗原提呈细胞，又为靶细胞受到 T 细胞的攻击而损伤。

OLP 病变中的肥大细胞常处于上皮下、固有层细胞浸润区和细胞浸润区。同时越来越多的证据表明，黏膜神经与肥大细胞关系密切。肥大细胞在脱颗粒时释放具有免疫活性的 TNF-α，加强内皮细胞黏附分子（ECAM）以及血管细胞黏附分子-1（VCAM-1）的表达。磺胺噻唑等药物及电位差、创伤、感染（疱疹病毒）或精神压抑时产生的神经肽均可引起肥大细胞脱颗粒，导致 OLP 样病损出现。神经肽和肥大细胞相互影响，产生某些介质，加重 OLP，如肥大细胞释放细胞因子 TNF-α，诱导黏附分子表达，对淋巴细胞浸润的初始化具有重要意义。

2）T 细胞对 OLP 病损的持续存在和发展扩大有重要意义

OLP 早期病损区浸润的 T 细胞以 Th 细胞为主，晚期以细胞毒性 T 细胞（Tc）和抑制性 T 细胞（Ts）细胞为主。曾有报道，早期 OLP Th（CD4[+]T 细胞）较多，约占 T 细胞总数的 81.4%，晚期病损中 Tc 和 Ts（CD8[+]T 细胞）明显增多，约占 T 细胞总数的 49.14%。CD4 与 CD8 的比值由早期的 4.38 降为 1.04。经统计学处理，T 细胞亚群在不同病程的 OLP 间有高度显著性差异（$P < 0.001$）。OLP 发病的早期阶段 Th 细胞参与了启

动局部免疫反应的过程，而在后期 Tc 细胞作为攻击细胞作用于上皮，造成了基底细胞损伤。

3）与少量的 B 淋巴细胞或基底膜区 IgG、IgM 沉积有关

少量的巨噬细胞亦参与 OLP 病损区组织、细胞的损伤过程。OLP 淋巴细胞浸润带中虽以 T 细胞为主，但也有少量的 B 淋巴细胞，约 6%，虽不能明确基底膜区 IgG、IgM 是否有局部 B 淋巴细胞分泌，这种免疫球蛋白沉积于抗原结合成免疫复合物，在补体的参与下造成基底膜的液化变性，引起 OLP 的迁延难愈。在 OLP 早期，病损中的少量巨噬细胞作为抗原提呈细胞，摄取、处理、提呈抗原给 T 细胞，刺激 T 细胞增殖并发生免疫反应，免疫反应的结果是激发巨噬细胞为活化细胞，分泌多种细胞因子，参与并加重 OLP 病损区的损伤。

4）在 OLP 病损发展过程中各种免疫活性细胞所产生的细胞因子起重要作用

角质形成细胞、LC、T 细胞等产生大量的细胞因子，IL－16、IL－1、IL－2、IL－3、TNF－α、TNF－β、CD4$^+$ 等。有研究表明，OLP 中角质形成细胞所产生的 IL－1、IL－4、IL－6、TNF－α 等细胞因子水平比慢性牙龈炎的角质形成细胞所产生的细胞因子水平高 2～3 倍，比完整牙龈组织中的角质形成细胞所产生的细胞因子水平高 10～20 倍。这些细胞因子对 OLP 发展、迁延起着作用。

综上所述，OLP 是一种局限性的自身免疫疾病，是一种由 T 细胞介导的机体免疫应答状态。

第三节　口癣的中医临床表现

口癣的病因包括外邪侵袭，情志失调，饮食内伤，劳倦体虚，气滞血瘀等。

若平素嗜食肥甘厚腻，饮酒无度，酿成湿热，湿热蒸于脾胃，湿阻气

机，而形成脾胃湿热之证。其局部表现：口腔黏膜有呈环状、条纹状、网格状灰白色斑纹，可伴有红肿、疼痛，甚则糜烂，齿龈红肿。其全身表现：脘腹胀满，食欲不振，微发热或日晡潮热，夜半尤甚，口干而不欲饮，身热不扬，口中臭秽，大便溏，小便黄赤，舌红苔黄腻，或伴见灰黑苔，脉弦滑数。

若情志不畅，阻遏肝脉，气机郁滞，肝气郁结，久而化热，郁热内蕴，而形成肝经郁热之证。其局部表现：口腔黏膜有灰白色斑纹，伴灼痛、红肿、糜烂。其全身表现：胸胁胀痛，急躁易怒，口干口苦，失眠多梦，大便干，小便黄，舌尖边红，苔薄白或薄黄，脉弦数。

若饮食不节、居处潮湿等因素引起湿浊内生，困阻中阳，脾阳不足，湿盛阳虚，而形成了脾虚湿困之证。其局部表现：口腔黏膜有灰白色树枝状、条纹状、网格状斑纹。其全身表现脘痞纳呆，身体困重，四肢不温，口腻，带下清稀、无臭，大便不成形，小便清短，唇色淡红，口淡，舌淡胖或有齿痕，苔白滑，脉沉或沉缓。

若热病、杂病日久、情志过极化火等，伤耗阴精，阴虚不制阳，阳气相对偏盛，阴虚则内热，虚火上炎，而形成阴虚火旺之证。其局部表现：口腔黏膜内有灰白色斑纹，其间有糜烂、充血明显，或红色斑块，边界清晰。其全身表现：五心烦热，烦躁易怒，失眠多梦，潮热盗汗，颧红，月经量少，经期提前，尿黄便结，唇色深红而干，舌红少苔，或见强硬舌，脉细数。

若精神刺激，情志不遂，阻遏肝脉，气机郁滞，而形成肝气郁结之证。其局部表现：口腔黏膜内有灰白色环状、条状、网状、树枝状斑纹，色暗褐，或黏膜轻度糜烂。其全身表现：情志抑郁，善太息，郁闷，失眠，胸胁胀痛，或脘腹胀满，食少，或月经不调，经行不畅，经行疼痛，舌苔薄白，脉弦。

若情志抑郁化火，内炽于心，形成心火上炎之证。其局部表现：口腔黏膜有水疱呈透明或半透明状，周围有白色斑纹或细小丘疹，日久水疱破裂，可见红肿、糜烂。其全身表现：面赤，心烦，失眠，多梦，口渴，便秘，小便短赤，口苦，舌尖红，或见芒刺，苔薄白，脉数。

若情志不畅、病理产物阻滞、脏器虚弱不运等因素造成气机失调，血行不畅，而形成气滞血瘀之证。其局部表现：可见口腔黏膜内有灰白色网状斑纹、斑块，或伴有色素沉着，时有刺痛，夜间痛甚，黏膜可有瘀斑。其全身表现：腹胀食少，月经量少且先期，或经血紫暗伴刺痛，或唇色青黑，舌暗红，有瘀点，脉弦或弦紧。

若久病耗损、情志内伤化火、房劳、热病伤阴等引起阴液亏虚，阴精不足，虚火上炎而形成肝肾阴虚之证。其局部表现：可见口腔黏膜内有灰白环网状花纹，可伴有红肿、灼热、疼痛、糜烂。其全身表现：腰膝酸软，失眠多梦，健忘，眩晕，目涩，耳鸣，牙齿松动，甚见枯燥如骨，五心烦热，口燥咽干，盗汗颧红，舌红少苔，脉数。

若素体阴虚或久病杂病所致阴精不足，感受外湿或内生湿邪郁而化热，湿热与虚火熏灼口腔黏膜而形成了阴虚湿热之证。其局部表现：口腔黏膜内有灰白色斑纹，伴丘疹、水疱、糜烂、充血、疼痛。其全身表现：脘胀痞满，厌食油腻，泛恶欲呕，失眠多梦，健忘，眩晕，目涩，耳鸣，牙齿松动，甚见五心烦热，口燥咽干，盗汗颧红，口中黏腻或口苦，阴部潮湿、瘙痒，带下黄臭，大便溏，小便短赤，舌红苔少黄腻，或伴见裂纹舌，脉濡细或细数。

若因大失血、久病重病、脏器功能减退等造成气血耗损或生成不足，不能濡养口腔黏膜而形成气血两虚之证。其局部表现：口腔黏膜内有灰白色斑纹、斑块，或见舌面黏膜萎缩，色白无华。其全身表现：全身见气短乏力，肢体倦怠，面唇发白，牙龈发白，头晕眼花，多梦健忘，月经量少而色淡，唇色淡白或苍白，舌色淡白，或见颤动舌、痿软舌，脉细弱。

若久泄久痢久病，致使脾阳损伤不能充养于肾阳，水邪久踞。肾阳受损，不能温煦脾阳，脾肾阳虚不能濡养口腔黏膜而形成脾肾阳虚之证。其局部表现：口腔黏膜内有灰白色斑纹、斑块，形状不规则，颜色淡而无华，伴水疱、糜烂。其全身表现：见面色㿠白，久泄久痢，腰膝冷痛，畏寒肢倦，四肢不温，或五更泄，或完谷不化，便质清冷，带下清稀，小便不利，或小便清长，舌淡胖，苔白滑，或伴见灰黑苔，或伴见口咸，脉沉细或沉迟无力。

　　若失血过多或生血不足，以致血少津枯，化而生风，而形成了血虚风燥之证。其局部表现：口腔黏膜有灰白色网状、环状、树枝状斑纹。其全身表现：肢体麻木不仁，筋肉跳动，皮肤干燥，或见瘙痒、脱屑，或见肌肤甲错等，或见言语謇涩，大便干，小便短少，舌瘦小而干，或伴颤动，少苔，脉涩。

　　若饮食伤胃，劳倦伤脾，导致阳气下陷，阴火上乘，而形成了脾胃虚弱，虚火上炎之证。其局部表现：口腔黏膜见灰白色网状、树枝状斑纹，黏膜疼痛、红肿、糜烂。其全身表现：怠倦嗜卧，四肢不收，食少腹胀，脐有动气，按之若痛，大便泄泻，舌淡胖或有齿痕，苔白黄，脉迟缓。

　　若外感湿热之邪，或饮食不节，脾胃运化失常，湿浊内生，蕴而化热，阻遏肝胆，而形成了肝胆湿热之证。其局部表现：口腔黏膜有灰白色斑纹或斑块，伴有红肿、充血、糜烂，口内疼痛，伴有粗糙感。其全身表现：头痛，头胀，目赤，胁痛，口苦咽干，阴痒，阴汗，带下黄臭，大便黏，小便黄，舌红苔黄腻，脉弦数。

第四章
口腔扁平苔藓的诊断与鉴别诊断

第一节　口腔扁平苔藓的西医诊断与鉴别诊断

一、口腔扁平苔藓的诊断要点

1. 病史

临床医师在病史采集时需注意询问患者有无不良生活事件（如家庭变故等）、过度劳累、系统疾病史（如糖尿病、甲状腺疾病等）、长期用药史及药物种类（如奎尼丁、甲基多巴等）、精神疾病史以及 OLP 家族史等。

2. 临床表现

临床表现是诊断 OLP 的主要依据。口腔黏膜呈白色或灰白色条纹，表面光滑，相互交错成网状、树枝状、环状、条索状或融合为斑状等多种形态。同时可发生红斑、充血、糜烂、萎缩、水疱、色素沉着等，多种病症会互相重叠和转变。多发生于颊、舌、龈、腭等部位，常左右对称。可同时或分别在皮肤、指（趾）甲等部位出现损害，皮肤损害为紫红色多角形扁平丘疹，指（趾）甲损害为甲板萎缩变薄、无光泽，严重的有沟裂形成。

3. 病理活检

OLP 的主要病理表现为上皮过度角化，棘层增生或萎缩，上皮钉突不规则增生，形成锯齿状钉突，鳞状上皮深层可见淋巴细胞浸润，基底细胞液化变性，固有层浅层可见以淋巴细胞为主的带状或灶性浸润且界限清晰，无上皮异常增生，无上皮疣状增生改变。

一般根据病史及典型的口腔黏膜白色损害即可做出临床诊断，典型的皮肤或指（趾）甲损害可作为诊断依据之一。对临床表现不典型，经久不愈，或者怀疑有恶变倾向的患者，可辅以活体组织检查或免疫病理等实验室检查进行确诊。

二、口腔扁平苔藓的鉴别诊断

OLP 应与口腔苔藓样反应、盘状红斑狼疮、口腔白斑病、口腔红斑病、天疱疮、类天疱疮、剥脱性龈炎、多形性红斑、皮脂腺异位症等相鉴别。

1. 口腔苔藓样损害

口腔苔藓样损害（OLL）是临床表现及组织病理与 OLP 相似的一类疾病，又称为口腔苔藓样反应。可分为药物性苔藓样损害、接触性苔藓样损害和移植物抗宿主反应性苔藓样损害。

造成药物性苔藓样损害的药物如甲基多巴、氯喹、卡托普利等药物；接触性苔藓样损害见于进行口腔治疗后，与充填、修复体材料相对应的口腔黏膜出现类似口腔扁平苔藓样病损的放射状白色条纹或白色斑块；移植物抗宿主反应性苔藓样损害多见于进行骨髓移植后的患者。

OLL 组织病理学通常表现为：固有层有混合性炎细胞浸润，除淋巴细胞外，尚有嗜酸性粒细胞和浆细胞，可累及固有层浅层和深层血管周围。棘层变性、水肿，形成细胞凋亡和胶样小体，无明显中断的基底细胞层。

2. 移植物抗宿主病

移植物抗宿主病（GVHD）是同种移植物中所含免疫细胞（主要是 T 细胞）识别受者组织抗原并发动免疫反应攻击所致的疾病。GVHD 是异基因造血干细胞移植（allo－HSCT）的常见并发症，是移植治疗相关死亡的主要原因之一。少数实质器官如肝脏、小肠移植也可能产生 GVHD。

GVHD 根据发病时间，分为急性 GVHD 和慢性 GVHD，其口腔表现如下：①急性 GVHD 口腔表现为广泛黏膜炎、红斑或口腔溃疡，常伴有剧烈疼痛；②慢性 GVHD 表现为颊黏膜、舌、唇等部位扁平苔藓样改变及角化性斑块，口周皮肤硬化可导致张口受限，唾液腺萎缩及功能障碍导致口干常伴有真菌感染，还可出现黏液囊肿表现。

3. 盘状红斑狼疮

盘状红斑狼疮的皮肤损害多发生在头面部、口腔黏膜等。颧面部可有"蝴蝶斑"。病损呈圆形或椭圆形红斑，中央凹下，毛囊口扩张，鳞屑覆盖，有时鳞屑底面有角质栓。口腔黏膜损害呈圆形或椭圆形红斑，中央萎缩变薄，四周有放射状细短白纹，唇红部病损往往超过唇红缘。口腔黏膜损害呈不规则形状的白色条纹或斑块，唇红部病损不会超过唇红缘。病理检查对鉴别有重要意义。盘状红斑狼疮组织病理表现为：上皮表层可有过度角化或不全角化，有时可见角质栓塞；上皮棘层变薄，萎缩较显著，有时可见上皮钉突增生、伸长；基底细胞液化、变性，基底膜不清晰；上皮下结缔组织内有多量淋巴细胞浸润，胶原纤维水肿变性；毛细血管扩张，管腔不整，常可见玻璃样血栓；免疫荧光检查基底膜区可见荧光带。对比OLP 的病理变化可以加以区别。

4. 口腔白斑病

斑块型 OLP 有时与口腔白斑病很难鉴别，尤其是舌背部的病损。舌背部扁平苔藓病损呈灰白、透蓝色，舌乳头萎缩或部分舌乳头呈灰白色小斑块状突起，局部柔软，弹性张力基本正常；而舌部白斑病为白色或灰白色斑块，粗糙稍硬，有时有沟纹或沟裂，病损不发生在单个或少数几个乳头。斑块型扁平苔藓多伴有口腔其他部位的病损，可见不规则白色线状花纹，病损变化较快，常有充血、糜烂，可伴有皮肤或指（趾）甲损害；而白斑病是一种角化斑，部位单一，表现为白色或灰白色斑块，伴有裂纹，界限清楚，表面较硬且略显粗糙，发展慢而无明显的自觉症状，属癌前病变。对于难以区分的患者，需要通过定期观察和随访，有时需要组织病理检查予以鉴别。

5. 口腔红斑病

口腔红斑病间杂型红斑有时与口腔扁平苔藓很易混淆。其表现为红白间杂，即在红斑的基础上又散在白色斑点，常需依靠组织病理检查确诊。镜下红斑上皮萎缩，角化层消失，棘细胞萎缩仅有 2～3 层，常有上皮异常增生或已是原位癌。对舌腹、舌缘、口底、口角区黏膜上的病损应提高警惕，注意鉴别。

6. 天疱疮、类天疱疮

OLP 表现为糜烂、溃疡或水疱时，缺少明显的白色条纹，易与天疱疮、类天疱疮相混淆。

1）天疱疮

临床检查可见尼氏征阳性，镜下可见棘细胞松解，上皮内疱形成，脱落细胞检查可见天疱疮细胞。免疫荧光检查上皮棘细胞周围有 IgG 为主的免疫球蛋白沉积，呈翠绿色荧光网络状。

2）类天疱疮

位于上皮下方，上皮脱落，结缔组织中大量炎细胞浸润，结缔组织层表面有残余的基底细胞，免疫荧光检查类天疱疮基底膜处可见均匀细线状翠绿色荧光带，有助于与 OLP 相鉴别。

7. 多形性红斑

多形性红斑有时与水疱型 OLP 相类似，但多形性红斑以唇红大面积糜烂并覆有厚血痂为其特点，往往伴有发热等急性病症。多形性红斑常在皮肤上出现红斑，红斑中心有小水疱，病损外观似"靶环"。

8. 皮脂腺异位症

属皮脂腺异位、错生，唇、颊黏膜、外生殖器多见。黏膜上有粟粒大小的散在或成簇为团块状的淡黄色或黄白色斑疹或丘疹，表面光滑，触之柔软。皮脂腺异位症患者一般无自觉症状，往往无意中发现才就诊。组织病理表现为上皮固有层内可见小的、成熟的正常皮脂腺，腺体小叶包绕着自腺体中央一直伸向黏膜表面的皮脂腺导管。

第二节　口癣的中医四诊

中医四诊即望、闻、问、切四种基本诊断方法。通过四诊合参了解疾病的发生、发展过程，辨别病位、证候，为指导临床选方用药提供依据。《黄帝八十一难经》说："唇为飞门，齿为户门，会厌为吸门，胃为贲门，太仓下口为幽门，大肠、小肠会为阑门，下极为魄门，故为七冲门也。"口腔作为食物消化吸收的首要关卡，具有进水谷、辨五味、泌津液、磨谷食、助消化及出语音等功能。

一、望诊

口腔的望诊主要是望其色泽、形态及活动情况等，以推测体内脏腑的变化，包括望口唇、望舌、望苔、望齿龈、望黏膜等。

1. 望口唇

1）望色泽

唇色红润而有光泽：为正常之色，说明胃气充足，气血调匀。

唇色淡白而少泽：为气血亏损，血不上荣之象。

唇色苍白：多见于气血两虚、实寒、阳虚之象。

唇色淡红：为虚证、寒证或虚火证，多见于血虚、气血两虚、虚火上炎、中焦虚寒之候。

唇色深红：为实证、热证或阴虚火旺证，乃热迫血行、血液过度充盈所致；若深红而干，则属热盛伤津，或阴虚火旺，烧灼津液。

唇色青黑：为寒证、血瘀、痛证，因血脉凝滞或淤阻所致，若唇色青而深紫，则多属血瘀证。

2）望形态

口唇燥裂：多为肝肾不足、阴虚火旺、胃阴不足、血虚风燥，而致虚火上炎，或外感燥热、邪热伤津所致。

口唇颤动：多为血虚风燥所致。

唇有鳞屑：多为血虚风燥所致。

口唇糜烂，其色深红潮湿：多为脾胃湿热上蒸。

口唇糜烂，其色深红：多为阴虚火旺、肝肾阴虚。

口唇糜烂，其色淡红：多为虚火上炎。

口唇黏膜有白纹：多见于脾虚湿困、肝气郁结，若边缘伴有糜烂腐溃，多属于脾胃湿热、肝经郁热、阴虚火旺、肝肾阴虚、心火上炎。

2. 望舌

1）望色泽

舌淡红光鲜：为气血调和的征象。

舌淡白：主气虚、血虚、气血两虚或阳虚。舌淡白湿润，舌体胖嫩者，为阳虚水湿内停；舌淡白光莹，舌体瘦薄者，属血虚。

舌红：主实热、阴虚。舌红而有芒刺者，属实热证；舌红而苔黄腻者，属湿热；舌红而少苔者，属于阴虚火旺、肝肾阴虚。

舌绛：为热盛及阴虚火旺，舌绛而有红点、芒刺者，为内热炽盛；舌绛而少苔或无苔，或有裂纹，多属久病阴虚火旺、肝肾阴虚，或热病后期阴液耗损。

舌青紫：主血瘀证。因肝经瘀滞，或阳气虚衰所致寒凝血瘀，或为气滞血瘀所致。

2）望形态

舌胖大：为水湿内停，痰湿热毒上泛。舌淡胖大，多为脾肾阳虚，水湿内停；舌红胖大，多属脾胃湿热或痰热内蕴。若舌淡胖大湿润而伴有齿痕者，多为寒湿壅盛，或阳虚水湿内停；舌红肿胀而有齿痕，为内有湿热痰浊壅滞；亦有先天性齿痕舌者。

舌瘦小：为气血亏虚、阴虚火旺、肝肾阴虚之候。

舌有裂纹：主阴血亏虚。见于热盛伤阴、血虚不润、阴血亏损、胃阴虚，亦可见于先天性裂纹舌者。

舌有芒刺：多见于脏腑热极或血分热盛。

颤动舌：多由气血亏虚，筋脉失养，或因热极阴亏而动风、肝风内动所致。

痿软舌：多见于气血亏虚，舌肌筋脉失养；或热病后期、内伤杂病以致阴亏，舌脉失去濡养所致。

强硬舌：多见于热入心包、高热伤津或风痰阻络所致。

3. 望苔

1）望苔色

白苔：薄白苔为正常舌苔之象，或见于表证初期；白腻苔多为湿浊内停、脾胃虚弱、脾虚湿困，或为痰饮、食积；白厚苔多见于脾胃虚弱、脾虚湿困、痰浊阻络；苔白而燥裂者，属津伤内燥、血虚风燥。

黄苔：主里证、热证，黄色越深，热邪越盛。苔黄而腻者，主湿热或痰热内蕴，或食积化热，多见于脾胃湿热、肝胆湿热等证；苔黄而干，多见于久病虚劳伤阴之阴虚火旺、肝肾阴虚、燥结腑实之证；黄滑苔多是阳虚寒湿之体，痰饮聚久化热，或为气血亏虚，复感湿热之邪。

灰黑苔：主阴寒内盛，或里热炽盛，舌边尖部为白腻苔，而舌中及根部为灰黑苔，多见于脾肾阳虚；舌边尖部见黄腻苔，舌中为灰黑苔，多见于脾胃湿热、肝胆湿热、心火上炎、肝经郁热等证。

2）望苔质

腻苔：多由湿浊内蕴，阳气被遏，湿浊痰饮停聚于舌面所致。苔白腻而滑，为痰浊、寒湿内阻；苔黏腻而厚，为脾胃湿热、脾虚湿困；黄腻而厚，为痰热、湿热、暑湿等邪内蕴。

剥落苔：多为阴虚、气血两虚，根据舌苔剥脱的位置不同，病变的脏器亦不同，如舌两侧及舌根苔剥脱，为肝肾阴虚。剥脱范围的大小与气阴和气血不足程度有关。

4. 望齿龈

1）望齿

牙齿洁净、润泽且坚固，是津液内充、肾气充足的表现。牙齿枯燥如骨，多为肾阴枯竭、肝肾不足，精不上荣；牙齿黄而干燥，多为热盛伤津、阴虚火旺；牙齿松动稀疏者，多为肾虚、肝肾不足。

2）望龈

齿龈淡白者，见于血虚或气血两虚；齿龈红肿疼痛者，见于胃火亢盛、脾胃湿热；齿龈出血者，多为胃热伤络、脾胃湿热。

5. 望黏膜

黏膜红肿者，多见于热证，或伴有黏膜糜烂、水疱、丘疹、斑块；黏膜有白斑者，多见于寒证、气滞血瘀证、湿证；若白斑处有色素沉着，则为口癣患者的恢复期或静止期；若见口内黏膜萎缩者，多见于气血两虚或血虚风燥证。

二、闻诊

闻诊包括嗅气味和听声音两方面。

1. 嗅气味

口中气味臭秽者，多为胃热、脾胃湿热、肝胆湿热；口中有血腥味者，多为热证。

2. 听声音

言语不利，伴见黏膜糜烂者，多为火热之邪灼伤黏膜所致；言语謇涩，伴见伸舌震颤、舌色淡者，多为血虚生风所致；声音洪大有力，多为肝胆湿热、实火之证。

三、问诊

通过问诊可以了解患者疾病的发生、发展、变化过程以及诊治经过，从而帮助医者分析病情，明确诊治。明代张景岳视问诊为"诊病之要领，临证之首务"。问诊是医者诊察疾病的重要方法之一。

1. 问寒热

恶寒多因感受寒邪；畏寒多见于阳气虚衰，形体失于温煦所致；潮热多见于阴虚火旺；微热多见于气虚发热、血虚发热或阴虚发热等。

2. 问汗

自汗多见于气虚证和阳虚证；盗汗多见于阴虚证；手足心汗多见于脾虚运化失常。

3. 问疼痛、麻木

刺痛多为血瘀；胀痛多为气滞；隐痛多为阳气精血亏虚；灼痛多为火

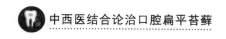

盛；麻木多为气血亏虚、瘀血阻络。

4. 问口渴

口渴不欲饮，多见于寒证或湿证；口渴欲饮，多见于实火证，而夜间甚者，多见于阴虚津亏；渴不多饮且身热不扬者，多见于湿热证。

5. 问饮食

纳呆少食且脘闷腹胀者，多见于脾胃虚弱、脾虚湿困；厌食油腻且脘闷呕恶者，多见于脾胃湿热、肝胆湿热。

6. 问口味

口淡，多见于脾胃虚弱、寒湿中阻之证；口甜，多见于脾虚或湿热困脾之证；口黏腻，多见于痰热内盛、湿热蕴脾及寒湿困脾之证；口苦，多见于心火上炎或肝胆火热之证；口干，多见于燥热伤津或脏腑热盛之证；口咸，多见于肾虚、脾肾阳虚或寒水上泛之证。

7. 问二便

1）问大便

大便燥结，排便时间长或欲便而艰涩不畅者，多为胃肠积热或气血阴津亏损；大便次数增多且粪质不成形者，多见于脾肾阳虚、脾胃虚弱或外感风寒湿热疫毒之邪；大便不爽，里急后重者，多见于湿热内阻；大便黏稠不爽，多见于脾胃湿热；大便稀溏，完谷不化，五更泄泻，多见于脾肾阳虚、脾胃虚弱。

2）问小便

排尿次数多、夜间甚，或伴有尿量增多者多见于肾阳虚或肾气不固，膀胱失约；排尿次数多、尿痛、小便短赤者，多见于湿热蕴结膀胱；尿少且小便短黄者，多见于热盛伤津、阴虚火旺。

8. 问睡眠

难以入睡，或睡后易醒，不易再睡者，多见于心脾两虚；睡眠时时惊醒，不易安卧者，多见于胆热痰扰；不易入睡，甚至彻夜不眠，兼心烦不寐者，多见于心肾不交；困倦嗜睡，伴头目昏沉，胸闷脘痞，肢体困重者，多见于痰湿困脾、脾胃湿热，清阳不升。

9. 问经带

对于女性患者，需问月经及带下。月经量多而色淡，为气虚不固；月经量少而先期，多为虚热证或血瘀证；月经少而后期，多为气血亏虚；经血紫暗有块，伴刺痛，多为气滞血瘀；带下黄臭，伴瘙痒，多为湿热下注；带下清稀，无臭，多为虚寒证、脾肾阳虚。

10. 问情志

七情内伤作为病因的一类，常常引起脏腑精气功能紊乱而致病。情志内伤，最易损伤心、肝、脾三脏。一方面七情致病直接伤及内脏，影响脏腑气机，从而形成一系列病证。心主神明，若惊喜过度可引起痰阻经络，精神错乱。情志不舒，肝气郁结，气机不畅，造成肝郁气滞。思念过度，会伤及脾胃，造成脾胃虚弱；另一方面情志的调节有助于疾病的恢复。故问诊时需询问患者情志如何，并予以心理疏导。

11. 问诊治经过及全身症状

口癣是一种长期、反复的慢性疾病。对患者之前曾经过何种诊治措施、疗效如何进行询问，以便指导之后的治疗方案。同时，了解患者全身症状，以协助医者诊病、辨证论治。

四、切诊

针对 OLP 患者，切诊包括脉诊和局部触诊两部分。

1. 脉诊

脉诊是医者用手指对患者体表某些部位的动脉进行切按，以了解机体的功能状态。据文献记载，诊脉部位有多种，在诊察口齿疾患时，多采用寸口诊法。

沉脉：轻取不应，重按始得，举之不足，按之有余。主里证，若沉而有力，多见于气滞、血瘀等；若沉而无力，多见于气血不足或阳虚气乏；亦可见于正常人。

迟脉：脉来迟缓，一息不足四至。多见于寒证，迟而有力为实寒；迟而无力为虚寒。伤寒阳明病肠热与燥屎互结，阻滞脉气流行亦可见迟脉。以迟而无力的虚寒证常见。

缓脉：一息四至，脉来急缓。多见于湿病，脾胃虚弱，亦可见于正常人。

细脉：脉细如线，应指明显，按之不绝。多见于气血亏虚、诸虚劳损、湿邪为病。

濡脉：浮细无力而软。多见于脾胃虚弱、脾虚湿困及其他虚证。

弱脉：沉细无力而软。多见于阳虚或气血不足。

滑脉：往来流利，应指圆滑，如盘走珠。多见于痰饮、食滞和实热等病证。亦可见于青壮年常脉及妇女的孕脉。

涩脉：形细而行迟，往来艰涩不畅，脉势不匀。多见于气滞血瘀、精伤血少。

弦脉：端直以长，如按琴弦。多见于肝胆病、疼痛、痰饮或虚劳。亦见于老年健康者。

数脉：脉来急速，一息五至以上。多见于热证、虚证。数面有力为实热；数而无力为虚热。

此外，疾病产生常常是多种病因共同致病，且在其发展变化过程中，受疾病的性质、病位的改变以及病理产物的形成等多种因素的影响，因此，脉象也常两种或两种以上相兼出现，即相兼脉。如：滑数脉，主湿热；弦数脉，主肝郁化火；细数脉，主阴虚内热等。

2. 局部触诊

局部触诊即触摸患处，观察病损的大小、形态、质地、局部温度、压痛、活动度等情况。口癣者，不伴有糜烂，多只能触及粗糙、质软、无压痛、活动良好、突出于黏膜表面的灰白色斑纹或斑块，多见于肝气郁结、气滞血瘀、脾胃虚弱、脾肾阳虚等证；伴有糜烂，可触及患处周围肿胀、压痛、温度较高以及白色斑块或斑纹，多见于脾胃湿热、肝胆湿热、阴虚火旺、肝肾阴虚、心火上炎、肝经郁热、阴虚夹湿等证；亦可触及透明或半透明水疱，可活动，轻压痛，在其周围可触及稍高于黏膜的斑疹或丘疹，其破溃后归属于糜烂型口癣，多见于脾虚湿困、脾胃虚弱、脾肾阳虚、气滞血瘀等证。

第 五 章
口腔扁平苔藓的治疗及预防

第一节 口腔扁平苔藓的西医治疗

OLP 是口腔黏膜的慢性炎性疾病，病程迁延难愈，易复发，给患者的身心带来极大痛苦。目前治疗 OLP 的方法很多，但尚无能够完全消除病损及有效控制复发的特效药物。国内外主要采用局部治疗和全身治疗，国内还较多采用中医中药等方法治疗。OLP 的治疗首先是要消除局部刺激因素，其次要依据损害程度及有无自觉症状进行区别对待。病损局限且无症状者可不用药，仅观察随访；病损局限但有症状者以局部用药为主；病损较严重者应采用局部和全身联合用药，全身用药以免疫调节治疗为主。治疗中应注意控制继发感染，特别是真菌感染。同时加强心理疏导以缓解患者的精神压力，必要时可建议患者进行心理咨询及心理治疗。OLP 患者应定期随访，防止癌变，病情缓解后，一般每 3~6 个月复查一次；如果病情持续稳定，1 年复查一次；如果病情复发加重，应及时复诊。现将各治疗方法分述如下。

一、局部治疗

局部治疗主要包括去除局部刺激因素、局部药物治疗两个方面。

1. 去除局部刺激因素，消除感染性炎症

局部治疗应首先去除口腔及牙齿的局部不利刺激因素。常见的不利刺激因素主要有局部不良修复体与银汞合金充填体、金属烤瓷修复体、过锐牙尖、牙菌斑、龋齿、辛辣烫热食物及烟酒等。不良修复体与银汞合金充填体、金属烤瓷修复体及过锐牙尖长期刺激黏膜，易使局部黏膜产生苔藓样反应，去除这些因素后，病损可明显减轻或消失。牙菌斑、龋齿易对黏膜产生炎性刺激，促进 OLP 的发生或加重病情，采用龈上洁治术去除感染性炎性因素有助于提高临床疗效。辛辣烫热食物及烟酒对口腔黏膜的刺激是造成 OLP 的常见危险因素，应当趋利避害，这对 OLP 的防治有重要意义。另外，若长期服用某些药物，如甲基多巴、氯喹、卡托普利、奎尼丁等药物易导致苔藓样反应，建议停用或换用其他药物。

2. 局部药物治疗

口腔局部药物治疗的剂型种类繁多，既有凝胶、软膏、油膏、气雾剂、糊剂、药膜等局部涂抹，又有漱口剂含漱，还有混悬液局部注射。治疗药物主要有以下三类：

1）维 A 酸类药物

这类药物一方面可以抑制细胞介导的免疫反应，使上皮细胞凋亡，消除局部炎症。另一方面，又可促进上皮细胞代谢、增殖、分化，限制并阻止癌变的发展。0.1% 维 A 酸软膏仅适用于病损程度较高的患者，若病损程度较低的患者长期、系统地使用，将会出现肝功能损害、唇炎及致畸等不良反应，同时应注意药物积蓄所产生的不良反应。

2）糖皮质激素

局部应用糖皮质激素类药物有较好的疗效，具有简便、经济的特点。此类局部运用的药物主要有倍他米松注射液、曲安奈德口腔软膏或注射液、氟轻松软膏、醋酸氟轻松凝胶、糠酸莫米松软膏或乳膏，地塞米松含漱液、软膏或黏附片等。0.05% 氟轻松醋酸酯、0.05% 氯倍他索凝胶局部应用安全性高，疗效好。牙龈糜烂型 OLP 患者可使用咬合夹板作为药物的载体。病损区基底部注射对糜烂型 OLP 有较好疗效。选用醋酸泼尼松、曲安西龙或曲安奈德注射液 1～2 mL，加入等量 2% 利多卡因组成混悬液，对病损区进行黏膜下注射，7～10 d 一次。倍他米松（推荐剂量为黏膜下注射0.2 mL/cm²，1次总量不超过2 mL）加入等量2%利多卡因组成混悬液对病损区作黏膜下注射，每个月 1～2 次。或选用地塞米松注射液（1 mL：2 mg）与注射用水 1：10 稀释或倍他米松注射液 1：50 稀释后含漱，每天 3～4 次，亦可用于大面积糜烂的 OLP。

3）抗真菌药物

对迁延不愈的 OLP，应注意有白念珠菌感染的可能性，可使用制霉菌素含漱液或 250 mL 5%碳酸氢钠溶液与纯净水 1：1 稀释后含漱，亦可用制霉菌素的药膜或糊剂局部涂抹。

二、全身治疗

全身治疗主要为糖皮质激素、免疫调节剂及其他药物和治疗方法的使用。免疫调节剂包括免疫抑制剂、免疫增强剂和免疫双向调节剂。

1. 糖皮质激素

糖皮质激素具有较强的抗炎及抑制免疫的功能，对急性大面积或多灶糜烂型 OLP 可慎重考虑采用小剂量、短疗程方案。成人可选用口服泼尼松 20～30 mg/d，晨间顿服，服用 1～3 周。不良反应为念珠菌感染，黏膜萎缩，消化不良，水、电解质紊乱，头晕头痛等。

2. 免疫抑制剂

1）羟氯喹

羟氯喹主要通过稳定溶酶体膜、抑制免疫等机制发挥药效，具有抗炎、减少免疫复合物的形成、减轻组织和细胞损伤等作用。成人口服每次 200～400 mg，分次口服，最大剂量为每日 6.5 mg/kg。较常见的不良反应有头晕、恶心、呕吐、视野缩小、视网膜病变、耳鸣、白细胞减少，极少见的严重毒性反应有心律失常、心搏骤停、心源性脑缺血综合征，若不及时抢救可导致死亡。研究表明，最大剂量应小于每天 400 mg，则出现眼毒性的可能性就很小。在用药期间，每 3～6 个月应做眼科检查 1 次。治疗过程中应注意血细胞的变化。孕妇忌用。

2）硫唑嘌呤

硫唑嘌呤具有细胞毒性和免疫抑制活性，主要用于器官或组织移植后抑制免疫排斥反应，临床上多与糖皮质激素合用，亦广泛用于自身免疫性疾病。国外有学者使用该药成功治愈严重糜烂型 OLP 患者，推荐用量为成人每日 50 mg，两周后增至每日 100～150 mg。对于常规药物或糖皮质激素治疗无效及糖皮质激素停药或减量有困难的糜烂型 OLP 病例，硫唑嘌呤可作为选择性药物之一。

3. 免疫增强剂

在 OLP 的临床药物选择方面，还可根据患者自身的免疫状况适当选用口服免疫增强剂。免疫增强剂是具有增强、兴奋和恢复机体免疫功能的药物。临床常用的有胸腺肽、左旋咪唑、转移因子和匹多莫德等。

1）胸腺肽

胸腺肽具有调节和增强人体细胞免疫功能的作用，能促使有丝分裂原激活后的外周血中的 T 细胞成熟，增强 T 细胞对各种抗原的反应或促使有丝分裂原激活后各种淋巴因子的生成，如：IFN、IL 的分泌，增加 T 细胞上淋巴因子受体的水平。它同时通过对 Th 细胞的激活作用来增强淋巴细胞反应。此外，胸腺肽还可能影响 NK 前体细胞的趋化，使其在暴露于干扰素后变得更有细胞毒性。

2）左旋咪唑

左旋咪唑为常用的非特异性免疫增强剂，能增强细胞免疫功能，使免疫缺陷或免疫抑制的机体恢复其免疫功能。研究发现，左旋咪唑能显著降低血浆中肿瘤坏死因子-α 至正常水平，从而改善 OLP 患者的症状和体征。

3）转移因子

转移因子是细胞免疫反应中的关键因子之一，是细胞免疫的触发剂，可被动传递免疫信息，调节免疫功能。常采用腋窝皮下注射的方式治疗 OLP。有研究者采用自制表皮特异性转移因子皮下注射治疗 OLP 取得了较好的疗效。

4）匹多莫德

匹多莫德为免疫促进剂，可促进巨噬细胞及中性粒细胞的吞噬活性，提高其趋化性，可激活 NK 细胞、促进有丝分裂原引起的淋巴细胞增殖，使免疫功能低下时降低的 CD4 与 CD8 的比值升高，恢复正常，还能通过刺激 IL－2 和 γ 干扰毒促进细胞免疫反应。目前已用于 OLP 的治疗。

4. 抗氧化剂

抗氧化剂主要包括 β 胡萝卜素、维生素 E、番茄红素等药物。口服 β 胡萝卜素 300 mg/d，连续服用 1～2 个月。维生素 E 50 mg/d，连续服用 1～2 个月。口服番茄红素 8 mg/d 连续治疗 8 周对治疗 OLP 病损及减轻疼痛有良好效果。

5. 免疫双向调节剂

OLP 的发生和发展与病损区 T 细胞浸润和 Ts 细胞功能低下或缺陷有关。如果改善了机体低免疫状态的情况，就可阻止 OLP 的进一步发展。白芍总苷作为一种免疫双向调节剂，对多种细胞因子起着调节作用，从而对免疫性疾病起着治疗作用。有研究分析，白芍总苷可能通过对 TLR 信号通路、TNF 信号通路、PI3K－Akt 信号通路等进行调节来对 OLP 发挥治疗作用。

第二节　口癣的中医治疗

目前临床上暂未对口癣进行规范的辨证分型，各医家的辨治经验亦有所差异，笔者结合自身临床工作经验，根据口癣的临床特点，将其分为以下几种临床常用分型。

一、脾胃湿热证

1. 主证

口腔黏膜内有呈环状、条纹状、网格状灰白色斑纹，可伴有局部红肿、充血、疼痛，甚则糜烂，或伴透明或半透明状的水疱，周围有斑纹或丘疹，水疱破溃后形成糜烂、红肿、充血，严重者牙龈出现红肿、充血；全身症状为食欲不振，胸闷腹胀，口干、口苦而不欲饮，身热不扬，夜半尤甚，口中臭秽，大便溏，小便黄赤，舌红苔黄腻，或伴见灰黑苔，脉弦滑数。

2．病因病机

平素嗜食肥甘厚腻，饮酒无度，致使淤积化热，脾胃湿热内生，湿热郁于脾，蒸于胃，故出现脾胃湿热。湿阻气机，清气不升，浊气不降，郁而化热，形成气机不畅，湿热互结。

3．证候分析

脾开窍于口，喜燥恶湿，脾为湿困，运化失职，水湿上泛于口内黏膜，则见黏膜白纹；胃热上蒸，血行加速，甚者灼伤黏膜，则见红肿、疼痛、糜烂；火热上炎，则见齿龈红肿；湿邪困脾，气机不畅，脾失健运，则见脘腹胀满、食欲不振；郁热内蒸，则见微发热；阳明经旺于申时，正邪相争剧烈，夜间阳入于阴，阳亢而生内热，则见日晡潮热，夜半尤甚；湿热熏蒸，热邪易伤津液，而体内湿邪未化，则见口干而不欲饮；湿热交蒸，则见身热不扬；胃热上蒸，则见口中臭秽；湿热下注于大肠，则见大便溏；热易伤津耗液，则见小便黄赤。舌红苔黄腻，或伴见灰黑苔，脉弦滑数为湿热互结之象。

4．中药治疗

（1）治则：健脾，清热利湿。

（2）方剂：平胃散合甘露消毒丹加减。

（3）主要药物：炒苍术、陈皮、炙甘草、姜厚朴、滑石、黄芩、茵陈、石菖蒲、川贝母、木通、藿香、连翘、白蔻仁、薄荷、射干等。

5．针灸治疗

（1）治则：健脾，清热利湿。

（2）体针选穴：颊车、地仓、下关、廉泉 合谷、内庭、足三里、阴陵泉、三阴交。

（3）针法：针刺取双侧颊车、地仓、下关、廉泉、合谷、内庭、足三里、阴陵泉、三阴交，进针得气后留针 30 min，期间行针 1～3 次；颊车、地仓加电针刺激，选用疏密波，频率为 2 Hz / 50 Hz，强度以患者能耐受为度。每日 1 次，5~7 d 为 1 个疗程，休息 1~3 d 继续第二个疗程。

（4）方义：颊车、地仓、下关属于局部取穴，可疏泄足阳明经气，泻火止痛。廉泉穴则能疏通口腔经络，消散壅滞。合谷为四总穴之一，"且面口合谷收"，故为治疗面口疾病的要穴。思虑过度，损伤脾胃，脾失健运，水湿内停，蕴而化热，湿热熏蒸，可导致黏膜粗糙，出现白色条纹，渗出糜烂。若外感风热，入里化火，上蒸于口，亦可加重病情。足三里、内庭、阴陵泉、三阴交分属胃经、脾经穴位，可泻阳明火热，健脾化湿。诸穴合刺以消湿热，调整患者内环境的紊乱，并能从整体上对患者进行调治，以增强患者体质，提高患者抗病能力及自我修复能力，改善患者临床症状与体征，从而达到治愈的目的。

6. 其他治疗

（1）点刺放血：放血疗法采取局部阿是穴点刺放血，用一次性注射器分别在局部病损皮肤黏膜处点刺数下，令血流出，隔日 1 次，1~3 次为 1 个疗程。

（2）耳针：取口、脾、胃、内分泌、皮质下、面颊。每次取 3~5 穴，耳穴埋针法或压丸法。每日稍加用力按摩 3~5 次，每次 5~10 min，3~5 d 可换穴 1 次。两耳可交替或同时进行。5~7 d 为 1 个疗程。

（3）揿针：取颊车、合谷、足三里、阴陵泉、三阴交。揿针贴于上述穴位，每日垂直按压 3~4 次，每次按压 1~2 min，留针 3~5 d。每 3~5 d 为 1 个疗程。

7. 病案

患者，男，70 岁。

（1）2015 年 7 月 25 日，初诊，主诉：口腔内黏膜疼痛不适 5 年余。平素喜好烟酒，嗜食肥甘厚腻，咽喉不爽，口舌生疮，黏膜疼痛，工作和居住环境潮湿，纳眠可，大便时而溏泄，解便不爽，时而燥结，小便黄；体态偏臃肿，面色黄黑，精神欠佳，舌红苔黄腻，脉滑数。

专科检查：口内双颊部及 16、17、18、25、26、27、36、37、46、

47、48牙龈部见白色网状、环状、斑块状斑纹，灰白色丘疹，其间有充血、水肿等病损，触及斑纹高出黏膜平面，质软，粗糙，牙龈菌斑、色素沉着及结石较多，牙龈红肿充血，咽部充血且有滤泡增生，口有异味。在外院行活体组织病理检查，病理检查报告示右颊侧口腔黏膜组织基底膜界限不清、固有层淋巴细胞浸润带。临床诊断为"口腔扁平苔藓"。

处方：滑石30 g，黄芩15 g，茵陈30 g，石菖蒲15 g，川贝母10 g，木通15 g，广藿香20 g，连翘15 g，白蔻仁15 g，薄荷15 g，射干15 g，炒苍术20 g，陈皮15 g，炙甘草10 g，姜厚朴20 g，建曲20 g。7剂，水煎服，日一剂，服用一周。

针灸处方：颊车（双侧）、地仓（双侧）、下关（双侧）、廉泉、合谷（双侧）、内庭（双侧）、足三里（双侧）、阴陵泉（双侧）、三阴交（双侧）。患者取坐位，穴位常规消毒。取0.3 mm×25 mm针灸针，斜刺地仓、廉泉，直刺颊车、下关、合谷、内庭，得气后，取双侧的颊车、地仓加电针，选用疏密波，频率为2 Hz/50 Hz。下关行捻转补法，廉泉、内庭行捻转泻法，合谷行提插捻转平补平泻法；取0.35 mm×40 mm针灸针，直刺足三里、阴陵泉、三阴交，得气后行捻转补法。一次留针时间为30 min，期间可行针1~3组。每日1次，5~7 d为1个疗程。

西医治疗：①复合维生素B片，2片/次，一日3次；②5%碳酸氢钠溶液，与纯净水1∶1稀释，饭后含漱，一日3次；③调𬌗；④牙周洁治术，保持口腔卫生。

（2）2015年8月1日，二诊：诉黏膜疼痛及咽部不爽缓解，自觉症状减轻，口干，食欲缺乏，眠可。

专科检查：口腔黏膜斑纹变化不大，牙龈红肿稍减轻，充血稍好转。

处方：上方去川贝母、射干、薄荷，加太子参20 g，石斛15 g，炒麦芽20 g，14剂，水煎服，日一剂，服用两周。

针灸处方：继续取双侧的颊车、地仓加电针，原方去廉泉，改刺内关，操作方法同前。

西医治疗：①复合维生素B片，2片/次，一日3次；②5%碳酸氢钠溶液与纯净水1∶1稀释，饭后含漱，一日3次。

（3）2015 年 8 月 15 日，三诊：自觉症状缓解，舌红苔薄黄，脉数。

专科检查：口腔黏膜稍红肿，充血基本消失，斑纹较前有所缩小。

处方：二诊处方去滑石、茵陈、木通、连翘、姜厚朴，加茯苓、川芎、山药、白术各 15 g，7 剂，水煎服，日一剂，服用一周。

针灸处方：停止颊车与地仓的电针操作，选穴同前。相同穴位补泻手法不变。

西医治疗：①复合维生素 B 片，2 片/次，一日 3 次；②5% 碳酸氢钠溶液与纯净水 1:1 稀释，饭后含漱，一日 3 次。

（4）2015 年 8 月 22 日，四诊：自觉口内唯有粗糙感。

专科检查：口腔黏膜仍有部分斑纹，黏膜无充血。

处方：三诊处方去太子参，黄芩减量为 10 g，加黄芪 30 g，山茱萸 20 g，黄精 15 g，墨旱莲 15 g，生晒参 5 g，肉桂 5 g、红花 5 g，14 剂，水煎服，日一剂，服用两周。

针灸处方：一诊处方去下关、廉泉，余穴治疗同前。

（5）2015 年 10 月 10 日，五诊：自诉症状明显好转。

专科检查：口腔黏膜斑纹明显减少、变淡。

处方：上方去黄芩、广藿香、石菖蒲，黄芪变化为 20 g，炒苍术变化为 15 g，加黄连 3g，14 剂，水煎服，日一剂，服用两周。

两周后六诊，16、17、47、48 牙龈处残留少量白色网状斑纹，无粗糙等不适感，3 月后随访发现斑纹病损已完全消失。嘱其饮食清淡，注意日常维护。患者偶来门诊咨询，嘱其适当锻炼，增强体质，予以耳穴压丸治疗。该脾胃湿热证患者治疗前后见图 6-1。

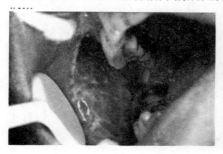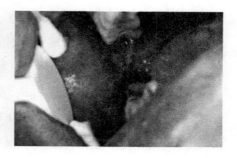

A   B

图 6-1　脾胃湿热证患者治疗前（A）后（B）

二、肝经郁热证

1. 主证

口腔黏膜内有灰白色斑纹，伴灼痛、红肿、糜烂，少腹胀痛，烦躁易怒，月经不调，口干口苦，失眠多梦，大便干，小便黄，舌尖边红，苔薄白或薄黄，脉弦数。

2. 病因病机

多因情志不畅，阻遏肝脉，气机郁滞，肝气郁结，久而化热，郁热内蕴，而形成肝经郁热之证。

3. 证候分析

肝经分支环绕口唇，肝喜条达而恶抑郁，主疏泄畅情志，情志不疏，气血运行不畅，黏膜失于濡养，则见黏膜白纹；肝气不疏，气机阻滞，则见胸胁胀痛；热扰心神，则见急躁易怒，失眠多梦；肝火挟胆气上溢，则见口苦；热邪灼津，则见口干、大便干、小便黄；舌尖边红，苔薄黄，脉弦数均为肝经郁热之象。

4. 中药治疗

（1）治则：疏肝解郁，清热解毒。

（2）方剂：丹栀逍遥散加减。

（3）主要药物：牡丹皮、炒山栀、当归、芍药、茯苓、炒白术、柴胡、炙甘草、薄荷、生姜等。

5. 针灸治疗

（1）治则：疏肝解郁，清热解毒。

（2）体针选穴：颊车、地仓、下关、廉泉 合谷、太冲、行间、期门。

（3）针法：针刺取双侧颊车、地仓、下关、合谷、廉泉、太冲、行间、期门，进针得气后留针30 min，期间行针1~3次；颊车、地仓加电针刺激，选用疏密波，频率为2 Hz / 50 Hz，强度以患者能耐受为度。每日1次，5~7 d为1个疗程，休息1~3 d继续第二个疗程。

（4）方义：颊车、地仓、下关属于局部取穴，可疏泄足阳明经气，清热止痛。廉泉穴则能疏通口腔经络，消散壅滞。合谷为四总穴之一，且

"面口合谷收"，故为治疗口腔疾病的要穴。太冲配合谷为四关穴，可平肝阳，调气血，通经络。期门为肝经募穴，行间为肝经荥穴，两者同用可达疏肝解郁、清热泻火之效。

6. 其他治疗

（1）点刺放血：放血疗法采取局部阿是穴点刺放血，用一次性注射器分别在局部病损皮肤黏膜处点刺数下，令血流出，隔日治疗 1 次，1～3 次为 1 个疗程。

（2）耳针：取口、脾、胃、内分泌、皮质下、面颊。每次取 3～5 穴，耳穴埋针法或压丸法。每日稍加用力按摩 3～5 次，每次 5～10 min，3～5 d 可换穴 1 次。两耳可交替或同时进行。5～7 d 为 1 个疗程。

（3）揿针：取颊车、合谷、下关、太冲。揿针贴于上述穴位，每日垂直按压 3～4 次，每次按压 1～2 min，留针 3～5 d。每 3～5 d 为 1 个疗程。

（4）拔罐取足太阳膀胱经一线。行走罐，走罐 3 min 后留罐于肝俞穴。留罐时间为 10～15 min。每周 1 次，3 次为 1 个疗程。

7. 病案

患者，女，65 岁。

（1）2014 年 3 月 8 日，初诊，主诉：舌痛伴糜烂 1 年余。平素喜好辛辣之品，性情急躁，思虑过度，黏膜疼痛，进食加重，口苦咽干，口中有涩感，心烦易怒，口舌生疮，食欲缺乏，眠差，大便燥结，小便赤热；体态适中，面色稍显晦暗，精神欠佳，舌红苔黄，脉弦数。

专科检查：舌体右缘充血红肿，伴一约 0.6 cm×0.3 cm 大小溃疡面，周围有白色斑纹，病变部位较粗糙，触痛明显。诊断为"口腔扁平苔藓"。

处方：牡丹皮 12 g，炒山栀 12 g，当归 10 g，芍药 20 g，茯苓 15 g，薄荷 10 g，炒白术 10 g，柴胡 12 g，枳壳 10 g，郁金 10 g，香附 10 g，神曲 20 g，川芎 15 g，玄参 15 g，射干 10 g，红花 5 g，炙甘草 5 g，大枣 3 枚，生姜 5 g。7 剂，水煎服，日一剂，服用一周。

针灸处方：颊车（双侧）、地仓（双侧）、下关（双侧）、廉泉、合谷（双侧）、太冲（双侧）、行间（双侧）、期门（双侧）。患者取坐位，穴位常规消毒。取 0.3 mm × 25 mm 针灸针，斜刺地仓、廉泉、期门，直刺颊车、下关、合谷、太冲、行间，得气后，取双侧的颊车、地仓加电针，选用疏密波，频率为 2 Hz / 50 Hz。下关行捻转补法，廉泉、太冲、行间、期门行捻转泻法，合谷行提插、捻转平补平泻法。一次留针时间为 30 min，期间行针 1~3 组。每日 1 次，5~7 d 为 1 个疗程。

西医治疗：①复合维生素 B 片，2 片/次，一日 3 次；②复方氯己定含漱液，饭后含漱，一日 3 次；③调𬌗；④牙周洁治术，保持口腔卫生。

（2）2014 年 3 月 15 日，二诊：自诉舌面疼痛减轻。

专科检查：舌体右缘充血红肿减轻，溃疡面缩小，周围白色斑纹变化不大。

处方：上方不变，14 剂，水煎服，日一剂，服用两周。

针灸处方：选穴同前，继续取双侧的颊车、地仓加电针，相同穴位补泻手法不变。

西医治疗：①复合维生素 B 片，2 片/次，一日 3 次；②复方氯己定含漱液，饭后含漱，一日 3 次。

（3）2014 年 3 月 29 日，三诊：自觉舌面疼痛、口苦咽干、心烦等症状明显减轻，大便可，小便黄，舌淡红，苔薄白。

专科检查：舌体右缘充血红肿明显消减，溃疡面基本愈合，可见瘢痕，白色斑纹有所减少。

处方：上方去玄参、射干、牡丹皮、枳壳，炒山栀变化为 10 g，加陈皮 12 g，14 剂，水煎服，日一剂，服用两周。

针灸处方：停止颊车与地仓的电针操作，加曲池行捻转泻法，余穴治疗同前。

（4）2014 年 4 月 12 日，四诊：自觉症状缓解。

专科检查：舌体右侧少许白色斑纹，无充血发红等。

处方：上方去红花、生姜、大枣，神曲、芍药变化为 15 g，川芎变化为 10 g，栀子变化为 5 g，加墨旱莲、山药各 15 g。14 剂，水煎服，日一剂，服用两周。

两周后五诊，患者无舌部疼痛不适，舌体右侧白色斑纹已消失，随访

3 年，期间舌体右侧偶见少许白色斑纹，周围黏膜充血发红，伴轻微疼痛，给予漱口方（赤芍 10 g，僵蚕 3 g，薄荷 5 g，连翘 5 g，水煎，含漱 2～3 min，每天 3 次），基本使用 1 周后充血消减，疼痛消失。该肝经郁热证患者治疗前后见图 6-2。

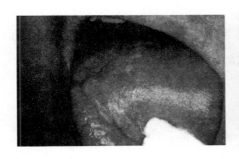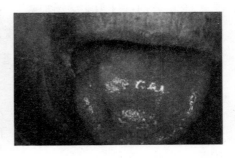

A   B

图 6-2　肝经郁热证患者治疗前（A）后（B）

三、脾虚湿困证

1. 主证

口腔黏膜内有灰白色树枝状、条纹状、网格状、丘疹状白纹或白斑。或有糜烂，但色淡。伴透明或半透明状的水疱，周围有斑纹或丘疹。脘腹痞闷，纳呆便溏，身体困重，倦怠，口腻，带下清稀无臭，小便清短，唇色淡红，口淡，舌淡胖或有齿痕，苔白滑，脉沉或沉缓。

2. 病因病机

饮食不节，劳累过度，或年老体弱，久病耗伤脾胃，引起脾失健运，或久居湿处等因素引起湿浊内生，困阻中焦，脾虚湿盛，从而形成脾虚湿困之证。

3. 证候分析

脾胃虚弱，且湿邪困阻，水湿不运，停聚于口内黏膜，则见灰白色斑纹；湿性重浊，泛溢肢体，则见身体困重；清阳不升，则见困倦易睡；脾虚不运，湿阻气机，则见脘痞纳呆，口腻；脾虚湿困，寒湿下注，则见带下清稀、无臭；水湿下渗，则见大便不成形；湿邪内困，阳气被遏，水湿运化不利，则见小便清短；唇色淡红，口淡，舌淡胖或有齿痕，苔白滑，脉沉或沉缓为脾虚湿困之象。

4. 中药治疗

（1）治则：健脾升阳燥湿。

（2）方剂：升阳除湿汤加减。

（3）主要药物：炒麦芽、陈皮、茯苓、泽泻、益智仁、法半夏、防风、建曲、升麻、柴胡、羌活、炒苍术、人参、黄芪、炒白术、甘草等。

5. 针灸治疗

（1）治则：健脾升阳燥湿。

（2）体针选穴：颊车、地仓、下关、廉泉、合谷、足三里、三阴交、中脘、气海、脾俞。

（3）针法：针刺取双侧颊车、地仓、下关、廉泉行泻法，合谷、足三里、三阴交、中脘、气海、脾俞行补法，进针得气后留针 30 min，期间行针 1～3 次；颊车、地仓加电针刺激，选用疏密波，频率为 2 Hz／50 Hz，强度以患者能耐受为度。每日 1 次，5～7 d 为 1 个疗程，休息 1～3 d 继续第二个疗程。

（4）方义：颊车、地仓、下关属于局部取穴，可疏泄足阳明经气，通络止痛。廉泉穴则能疏通口腔经络、消散壅滞。合谷为四总穴之一，且"面口合谷收"，故为治疗口腔疾病的要穴。足三里、三阴交为胃经、脾经穴位，可健运脾土，燥湿通络。中脘为胃之募穴，脾俞为脾之背俞穴，二者同用可健脾益气，和胃除湿。气海为补气之要穴，气海配合足三里、脾俞可行健脾益胃，助气血生化之源，气血双补之功，从而可达健脾燥湿，益气补血之效。

（5）灸法：取足三里、阴陵泉、中脘。悬灸，每穴灸 10 min，每日 1 次，5～7 d 为 1 个疗程。

6. 其他治疗

（1）耳针：取口、脾、胃、内分泌、皮质下、面颊。每次取 3～5 穴，耳穴埋针法或压丸法。每日稍加用力按摩 3～5 次，每次 5～10 min，3～

5 d可换穴 1 次。两耳可交替或同时进行。5～7 d 为 1 个疗程。

（2）揿针：取颊车、合谷、下关、中脘、气海、足三里。揿针贴于上述穴位，每日垂直按压 3～4 次，每次按压 1～2 min，留针 3～5 d。每 3～5 d 为 1 个疗程。

（3）罐法：取脾俞、胃俞。行闪罐法，闪罐 2～3 min，隔日一次，5～7 d 为 1 个疗程。

7. 病案

患者，男，30 岁。

（1）2013 年 7 月 6 日，初诊，主诉：口腔黏膜粗糙不适伴刺痛 6 月余。素有胃病史，食欲缺乏，怠倦嗜卧、大便不调、溏泄，小便清；形体中等偏胖，面黄，气短，乏力，精神不佳；黏膜隐隐作痛、进食加重，粗糙、有异物感；舌淡胖，苔白厚腻、脉沉濡缓。

专科检查：口腔黏膜色淡无华，21、22、23、24 前庭沟及延伸部见白色斑纹及丘疹，斑纹间黏膜淡红无华，伴轻度红肿但无糜烂。在外院行活体组织病理检查，病理检查报告示口腔黏膜组织炎性改变，棘层轻度增生，固有层可见淋巴细胞浸润。诊断为"口腔扁平苔藓"。

处方：炒麦芽15 g，陈皮15 g，猪苓15 g，泽泻10 g，益智仁15 g，法半夏15 g，防风15 g，建曲20 g，升麻10 g，柴胡10 g，羌活10 g，炒苍术15 g，人参10 g，黄芪20 g，炒白术10 g，甘草10 g，红花5 g，生姜三片，大枣三枚。7 剂，水煎服，日一剂，服用一周。

针灸处方：颊车（双侧）、地仓（双侧）、下关（双侧）、廉泉、合谷（双侧）、足三里（双侧）、三阴交（双侧）、中脘、气海、脾腧（双侧）。患者取坐位，穴位常规消毒。取 0.3 mm×25 mm 针灸针，斜刺地仓、廉泉、脾俞，直刺颊车、下关、合谷，得气后，取双侧的颊车、地仓加电针，选用疏密波，频率为 2 Hz／50 Hz。下关行捻转补法，廉泉行捻转泻法，合谷行提插、捻转平补平泻法；取 0.35 mm×40 mm 针灸针，直刺足三里、三阴交、中脘、气海，得气后行捻转补法。一次留针时间为30 min，期间行针 1～3 组。每日 1 次，5～7 d 为 1 个疗程。灸法取足三里（双侧）、阴陵泉（双侧）、中脘。取坐位，将艾卷的一端点燃，对准应灸的腧穴，距离皮肤 2~3 cm 处进行熏灼，每穴灸 10 min。每日 1 次，5~7 d 为 1 个疗程。

西医治疗：①复合维生素 B 片，2 片/次，一日 3 次；②调殆；③牙周洁治术，保持口腔卫生。

（2）2013 年 7 月 13 日，二诊：精神状态较前有好转，困倦、气短、乏力等症状有所改善，大便溏但次数减少，小便次数增加，舌淡红，苔白腻。

专科检查：病损处黏膜红肿减轻。

处方：上方去猪苓，加茯苓 15 g，14 剂，水煎服，日一剂，服用两周。

针灸处方：停止颊车与地仓的电针操作，选穴同前。相同穴位补泻手法不变。灸法同前。

西医治疗：复合维生素 B 片，2 片/次，一日 3 次。

（3）2013 年 7 月 27 日，三诊：精神状态良好，饮食尚可，无气短、乏力等不适症状，病变部位略有粗糙感，大便 2 次/天，稍溏，小便可。

专科检查：病变部位黏膜略显红润，白色斑纹进一步减少。

处方：上方去人参、黄芪、炒麦芽、生姜，加太子参 20 g，14 剂，水煎服，日一剂，服用两周。

针灸处方：一诊处方去下关、廉泉，余穴治疗同前。灸法同前。

西医治疗：复合维生素 B 片，2 片/次，一日 3 次。

（4）2013 年 8 月 10 日，四诊：自觉症状减轻，二便可。

专科检查：21、22、23、24 前庭沟及延伸部位黏膜可见少量白色斑纹，红肿基本消失。

处方：上方去羌活，加山药 15 g，山茱萸 15 g，14 剂，水煎服，日一剂，服用两周。

两周后五诊，21、22、23、24 前庭沟及延伸部黏膜白色斑纹基本消失，无疼痛、粗糙等不适。经针灸以及中药治疗后，OLP 症状基本消失，口腔功能恢复正常。随访 3 年，口内白色斑纹病损未见复发，未出现红肿、疼痛、粗糙不适等情况。该脾虚湿困证患者治疗前后见图6-3。

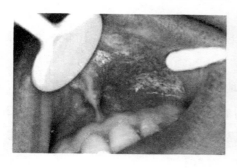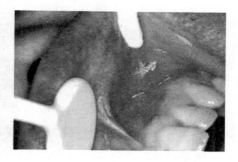

A   B

图6-3　脾虚湿困证患者治疗前（A）后（B）

四、阴虚火旺证

1. 主证

口腔黏膜内有灰白色斑纹，其间有糜烂、充血明显，或红色斑块，边界清晰。五心烦热，烦躁易怒，失眠多梦，潮热盗汗，颧红，月经量少，经期提前，尿黄便结，唇色深红而干，舌红少苔，或见强硬舌，脉细数。

2. 病因病机

热病、杂病日久等耗伤阴精，或素体阴虚，阴虚不制阳，阳气相对偏盛，阴虚则内热，虚火上炎，灼伤口腔黏膜而形成口癣。

3. 证候分析

阴精不足，虚火内生，上扰于口内黏膜，则见红斑、水疱；虚火扰心，心神不安，则见失眠多梦；虚热内蒸，则见潮热盗汗，颧红；阴精不足，虚火迫血妄行，则见月经量少，经期提前；尿黄便结，唇色深红而干，舌红少苔，或见强硬舌，脉细数为阴虚火旺之象。

4. 中药治疗

（1）治则：滋阴降火。

（2）方剂：知柏地黄丸加减。

（3）主要药物：知母、黄柏、熟地黄、山茱萸、山药、泽泻、牡丹皮、茯苓等。

5．针灸治疗

（1）治则：滋阴泻火解毒。

（2）体针选穴：颊车、地仓、下关、廉泉、合谷、太溪、肾俞、神门、心俞、金津、玉液。

（3）针法：针刺取双侧颊车、地仓、下关、合谷、廉泉、太溪、肾俞、神门、心俞、金津、玉液，进针得气后留针 30 min，期间行针 1～3 次；颊车、地仓加电针刺激，选用疏密波，频率为 2 Hz / 50 Hz，强度以患者能耐受为度。每日 1 次，5～7 次为 1 个疗程。

（4）方义：颊车、地仓、下关属于局部取穴，可疏泄足阳明经气，清虚热止痛。廉泉穴则能疏通口腔经络，消散壅滞。合谷为四总穴之一，且"面口合谷收"，故为治疗口腔疾病的要穴。口癣患者多有明显的精神因素，《素问》载"诸痛痒疮，皆属于心"，因此选神门、心俞，心藏神，神门为心经原穴，可调理心神且能安神定志，心俞主治心悸、失眠、健忘。肾俞、太溪滋肾阴，补肾气，引火归元。金津、玉液穴可缓解疼痛，改善舌部微循环，对口癣有一定的疗效。诸穴同用，大大地提高了疗效。

（5）灸法：取双侧涌泉穴。艾灸 10 min。每日 1 次，5～7 d 为 1 个疗程。

6．其他治疗

（1）点刺放血：放血疗法采取局部阿是穴点刺放血，用一次性注射器分别在局部病损皮肤黏膜处点刺数下，令血流出，隔日 1 次，1～3 次为 1 个疗程。

（2）耳针：取口、心、肾、神门、内分泌、皮质下、面颊。每次取 3～5 穴，耳穴埋针法或压丸法。每日稍加用力按摩 3～5 次，每次 5～10 min，3～5 d 可换穴 1 次。两耳可交替或同时进行。5～7 d 为 1 个疗程。

（3）揿针：取颊车、合谷、下关、肾俞、心俞、太溪。揿针贴于上述穴位，每日垂直按压 3～4 次，每次按压 1～2 min，留针 3～5 d。每 3～5 d 为 1 个疗程。

7．病案

患者，男，49 岁。

（1）2011年9月3日，初诊，主诉：两颊粗糙不适2年余。平素嗜好烟酒，性情急躁易怒，失眠多梦，口唇干裂，口燥咽干，黏膜疼痛，饮热水时尤甚，偶有味觉异常，头晕耳鸣，腰膝酸软，纳可，便干尿赤；形体偏瘦，面色萎黄，两颧微红，精神一般，舌质偏红少津，苔黄干，脉沉细无力。

专科检查：双颊部见大面积灰白色斑纹，其间黏膜充血、糜烂，有刺激痛，其余黏膜干红，自觉有粗糙感。舌面左缘有片状白斑，伴疼痛、粗糙不适。于外院行活体组织病理检查，病理检查报告示左颊侧口腔黏膜炎性改变，萎缩（+），基底膜界限不清。确诊为"口腔扁平苔藓"。

处方：知母15 g，黄柏15 g，熟地黄40 g，山茱萸30 g，山药30 g，泽泻15 g，牡丹皮15 g，茯苓15 g，鳖甲15 g，墨旱莲15 g，麦冬15 g，沙参15 g，石斛15 g。14剂，水煎服，日一剂，服用两周。

针灸处方：颊车（双侧）、地仓（双侧）、下关（双侧）、廉泉、合谷（双侧）、太溪（双侧）、肾俞（双侧）、神门（双侧）、心俞（双侧）、金津、玉液。患者取坐位，穴位常规消毒。取0.3 mm×25 mm针灸针，斜刺地仓、廉泉，直刺颊车、下关、合谷、神门，得气后，取双侧的颊车、地仓加电针，选用疏密波，频率为2 Hz/50 Hz。下关行捻转补法，廉泉、神门行捻转泻法，合谷行提插、捻转平补平泻法；取0.35 mm×40 mm针灸针，直刺太溪、肾俞、心俞，得气后行捻转补法；速刺金津、玉液出血。一次留针时间为30 min，期间可行针1~3组。每日1次，5~7 d为1个疗程。

点刺放血：病损皮肤黏膜处碘伏棉签常规消毒，固定点刺部位，用一次性注射器分别在局部病损皮肤黏膜处快速点刺数下，轻轻挤压针孔周围，使之出血少许，再用干棉球稍加按压。隔日1次，1~3次为1个疗程。

西医治疗：①复合维生素B片，2片/次，一日3次；②5%碳酸氢钠溶液与纯净水1:1稀释，饭后含漱，一日3次；③2 mL复方倍他米松注射液与等量灭菌注射用水局部注射；④调𬌗；⑤牙周洁治术，保持口腔卫生。

（2）2011年9月17日，二诊：心烦、潮热等症状减轻，大便干，舌暗，苔微黄。

专科检查：口腔黏膜充血、糜烂减轻，黏膜、舌面斑纹改善不明显。

处方：上方分别减麦冬为10 g、沙参为10 g、石斛为10 g，加楮实子15 g、菟丝子20 g、肉桂5 g、桃仁15 g。14剂，水煎服，日一剂，服用两周。

西医治疗：①复合维生素B片，2片/次，一日3次；②5%碳酸氢钠溶液与纯净水1∶1稀释，饭后含漱，一日3次；③2 mL复方倍他米松注射液与等量灭菌注射用水局部注射。

针灸处方：继续取双侧的颊车、地仓加电针；速刺金津、玉液出血。

点刺放血：局部病损黏膜处点刺放血。

（3）2011年10月1日，三诊：头晕目眩、骨蒸潮热、腰膝酸软、心烦失眠、耳鸣、口燥咽干等症状明显好转，口内粗糙感减轻，舌淡红，苔薄黄。

专科检查：口腔黏膜糜烂面基本愈合，黏膜斑纹减少、变淡。

处方：上方去麦冬、石斛，变熟地黄为25 g，山药20 g，山茱萸20 g，知母10 g，黄柏10 g，鳖甲10 g，牡丹皮10 g，肉桂3g。14剂，水煎服，日一剂，服用两周。

针灸处方：停止颊车与地仓的电针操作；金津、玉液与放血的操作不变；选穴同前，相同穴位补泻手法不变。

（4）2011年10月15日，四诊：全身症状得到较好改善。

专科检查：口腔黏膜斑纹变薄、变少，舌面白斑面积缩小，无充血、糜烂。

处方：服用知柏地黄丸成药，每日2次，一次6 g。

两月后五诊，口内斑纹明显减少。随访3年，患者双颊部黏膜残留少量白色斑纹，偶稍感粗糙，无充血、糜烂及疼痛等表现。该阴虚火旺证患者治疗前后见图6-4。

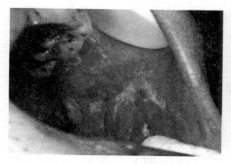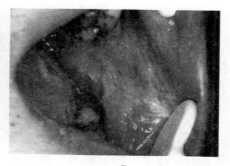

A　　　　　　　　　　　　　　　B

图6-4　阴虚火旺证患者治疗前（A）后（B）

五、肝气郁结证

1. 主证

口腔黏膜内有灰白色环状、条状、网状、树枝状斑纹，色暗褐，或黏膜轻度糜烂。情志抑郁，善太息，郁闷，失眠，胸胁胀痛，或脘腹胀满，食少，或月经不调，经行不畅，经行疼痛，舌苔薄白，脉弦。

2. 病因病机

多因精神刺激，情志不遂，阻遏肝脉，气机郁滞，清阳不升，口腔黏膜失去濡养而形成口癣。

3. 证候分析

情志不遂，肝气不疏，气滞血瘀，旧血不去，新血不生，黏膜失于滋养，则见灰白色斑纹；情志不遂，肝失疏泄、条达，经气不利，则见善太息、胸胁胀痛、脘腹胀满；肝失疏泄，气机不调，则见月经紊乱，经行不畅，经行疼痛；舌苔薄白，脉弦为肝气郁结之象。

4. 中药治疗

（1）治则：疏肝解郁散结。

（2）方剂：逍遥散加减。

（3）主要药物：当归、芍药、茯苓、炒白术、柴胡、炙甘草、薄荷、生姜、夏枯草、牡蛎、鳖甲等。

5. 针灸治疗

（1）治则：疏肝解郁。

（2）体针选穴：颊车、地仓、下关、廉泉 合谷、太冲、肝俞、期门。

（3）针法：针刺取双侧颊车、地仓、下关、合谷、廉泉、太冲、行间、期门，进针得气后留针 30 min，期间行针 1~3 次；颊车、地仓加电针刺激，选用疏密波，频率为 2 Hz/50 Hz，强度以患者能耐受为度。每日 1 次，5~7 次为 1 个疗程。

（4）方义：颊车、地仓、下关属于局部取穴，可疏泄足阳明经气，清热止痛。廉泉穴则能疏通口腔经络、消散壅滞。合谷为四总穴之一，且"面口合谷收"，故为治疗口腔疾病的要穴。太冲为肝经腧穴，可平肝阳，调气血，通经络。期门为肝经募穴，肝俞为肝经背俞穴，两者同用可达疏肝解郁、益气泻火之效。

6. 其他治疗

（1）点刺放血：放血疗法采取局部阿是穴点刺放血，用一次性注射器分别在局部病损皮肤黏膜处点刺数下，令血流出，隔日 1 次，1~3 次为 1 个疗程。

（2）耳针：取口、心、肝、胆、神门、内分泌、皮质下、面颊。每次取 3~5 穴，耳穴埋针法或压丸法。每日稍加用力按摩 3~5 次，每次 5~10 min，3~5 d 可换穴 1 次。两耳可交替或同时进行。5~7 d 为 1 个疗程。

（3）揿针：取颊车、合谷、下关、太冲。揿针贴于上述穴位，每日垂直按压 3~4 次，每次按压 1~2 min，留针 3~5 d。每 3~5 d 为 1 个疗程。

（4）拔罐：取肝俞穴。闪罐 3 min 后留罐于肝俞穴。留罐时间为 10~15 min。每周 1 次，3 次为 1 个疗程。

7. 病案

患者，女，42 岁。

（1）2013 年 5 月 22 日，初诊，主诉：两颊灼热疼痛 1 月余。患者因家庭琐事不如愿，与配偶频繁争吵，争吵后导致情志抑郁 3 月余，善太息，胸胁胀痛，经期伴见乳房胀痛，痛经，纳眠可，二便调；形体偏瘦，舌苔薄白，脉弦。

专科检查：口腔双颊部及 36、37 牙龈处见大片灰白色网状斑纹，有充血、糜烂，有粗糙、干涩感。于我院行活体组织病理检查，病理检查报告示口腔黏膜组织上皮过度角化，棘层轻度萎缩，固有层可见淋巴细胞浸润。诊断为"口腔扁平苔藓"。

处方：当归15 g，茯苓20 g，白芍药30 g，炒白术15 g，柴胡20 g，炙甘草10 g，薄荷10 g，生姜6 g，香附10 g，郁金15 g，枳壳10 g，建曲15 g。14剂，水煎服，日一剂，服用两周。

针灸处方：颊车（双侧）、地仓（双侧）、下关（双侧）、廉泉、合谷（双侧）、太冲（双侧）、肝俞（双侧）、期门（双侧）。患者取坐位，穴位常规消毒。取0.3 mm×25 mm针灸针，斜刺地仓、廉泉，直刺颊车、下关、合谷，得气后，取双侧的颊车、地仓加电针，选用疏密波，频率为2 Hz/50 Hz。下关行捻转补法，廉泉行捻转泻法，合谷行提插、捻转平补平泻法；取0.35 mm×40 mm针灸针，直刺太冲，斜刺肝俞、期门，得气后行捻转泻法。一次留针时间为30 min，期间可行针1~3组。每日1次，5~7 d为1个疗程。

西医治疗：①复合维生素B片，2片/次，一日3次；②5%碳酸氢钠溶液与纯净水1∶1稀释，饭后含漱，一日3次；③调𬌗；④牙周洁治术，保持口腔卫生。

（2）2013年6月5日，二诊：口内粗糙、干涩症状改善不明显，气短，乏力，怠倦，口干口苦，口腔黏膜疼痛，小便黄，舌苔薄黄。专科检查同前。

处方：上方加黄芩15 g，黄柏15 g，泽泻15 g，龙胆草10 g，升麻15 g，麦冬15 g。14剂，水煎服，日一剂，服用两周。

针灸处方：原穴操作不变，根据辨证论治增加穴位足三里行捻转补法，血海行捻转泻法。

拔罐：取肝俞穴。取俯卧位，用闪火法将罐吸拔于肝俞穴，随即取下，再吸拔，再取下，反复吸拔至局部皮肤潮红后留罐于肝俞穴，留罐时间为10~15 min。每周1次，3次为1个疗程。

西医治疗：①复合维生素B片，2片/次，一日3次；②5%碳酸氢钠溶液与纯净水1∶1稀释，饭后含漱，一日3次。

2013年6月19日，三诊：口腔黏膜疼痛及口干口苦症状明显改善，口内粗糙、干涩感有所改善，仍有乏力、怠倦感。

专科检查：口腔内黏膜充血及糜烂明显减轻，白色斑纹有所减少、变淡。

处方：二诊处方去生姜、炙甘草、泽泻、龙胆草，黄芩、黄柏分别减为10 g，加黄芪40 g、生晒参15 g。14剂，水煎服，日一剂，服用两周。

针灸处方：停止颊车与地仓的电针操作；选穴同前，相同穴位补泻手法不变。

罐法同前。

西医治疗：①复合维生素B片，2片/次，一日3次；②5%碳酸氢钠溶液与纯净水1∶1稀释，饭后含漱，一日3次。

（4）2013年7月3日，四诊：自觉诸症状明显改善，口内疼痛不明显。

专科检查：口腔双颊部位黏膜糜烂面基本愈合，充血不明显，灰白色斑纹进一步减少。

处方：三诊处方去升麻，分别减当归为10 g，柴胡为15 g，郁金为10 g，香附为5 g。14剂，水煎服，日一剂，服用两周。

两周后五诊，患者双颊部灰白色斑纹持续减少，无充血、糜烂，轻微粗糙不适，给予成药逍遥丸服用，一次6 g，每日2次。1月后六诊，患者双颊仅留有少许灰白色斑纹，无粗糙、干涩等不适。随访6年，病情稳定，未出现复发加重等情况。该肝气郁结证患者治疗前后见图6-5。

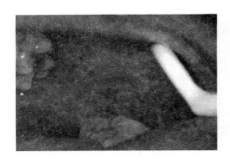 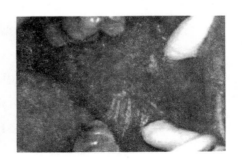

A   B

图6-5 肝气郁结证患者治疗前（A）后（B）

六、心火上炎证

1. 主证

口腔黏膜，特别是舌部黏膜有白色斑纹或斑块，其间可见红肿、充血、糜烂，疼痛明显。面赤，心烦，失眠，多梦，吐血衄血，口渴，大便干结，小便短赤，口苦，舌尖红，或见芒刺，苔薄白或微黄，脉数或细数。

2. 病因病机

多因情志抑郁，过食辛辣，温补过度化火，内炽于心，心火上炎灼伤口腔黏膜，特别是舌部黏膜而形成口癣。

3. 证候分析

情志不畅，郁而化火，火邪上扰于口内黏膜，则见水疱、斑纹、丘疹；火热内扰于心，心神不宁，则见心烦，失眠，多梦；火热炎上，则见面赤；火邪伤津，则见口渴、便秘；心火下移小肠，则见小便短赤；口苦，舌尖红，或见芒刺，苔薄白，脉数为心火上炎之证。

4. 中药治疗

（1）治则：清心泻火益气。

（2）方剂：导赤散合白虎加人参汤加减。

（3）主要药物：生地黄、木通、竹叶、生甘草、人参、石膏、知母、粳米、淡竹叶、莲子心、麦冬等。

5. 针灸治疗

（1）治则：清心泻火，益气养阴。

（2）体针选穴：颊车、地仓、下关、廉泉、合谷、神门、心俞、少冲、劳宫。

（3）针法：针刺取双侧颊车、地仓、下关、合谷、廉泉、神门、心俞、少冲、劳宫，进针得气后留针 30 min，期间行针 1~3 次；颊车、地仓加电针刺激，选用疏密波，频率为 2 Hz / 50 Hz，强度以患者能耐受为度。每日 1 次，5~7 次为 1 个疗程。

（4）方义：颊车、地仓、下关属于局部取穴，可疏泄足阳明经气，清热止痛。廉泉穴则能疏通口腔经络，消散壅滞。合谷为四总穴之一，且"面口合谷收"，故为治疗口腔疾病的要穴。口癣患者多有明显的精神因素，《素问》载"诸痛痒疮，皆属于心"，因此选神门、心俞，心藏神，神门为心经原穴，可调理心神，而且能安神定志，心俞主治心悸、失眠、健忘，劳宫为厥阴心包经荥穴，少冲为心经井穴，二者可清心泻火。诸穴同用，大大地提高了疗效。

6. 其他治疗

（1）点刺放血：放血疗法采取局部阿是穴点刺放血，用一次性注射器分别在局部病损皮肤黏膜处点刺数下，令血流出，隔日1次，1~3次为1个疗程。

（2）耳针：取口、心、肾上腺、神门、内分泌、皮质下、面颊。每次取3~5穴，耳穴埋针法或压丸法。每日稍加用力按摩3~5次，每次5~10 min,3~5 d可换穴1次。两耳可交替或同时进行。5~7 d为1个疗程。

（3）揿针：取颊车、合谷、下关、肾俞、心俞、太溪。揿针贴于上述穴位，每日垂直按压3~4次，每次按压1~2 min，留针3~5 d。每3~5 d为1个疗程。

（4）三棱针：取大椎及大椎旁开1.5~2 cm处阿是穴。用三棱针挑断皮下白色纤维样组织2~3根，挤压针孔，令出血少许，每周1~2次，每周为1个疗程。

7. 病案

患者，女，36岁。

（1）2014年4月12日，初诊，主诉：上腭疼痛2月余。自觉上腭部疼痛不适，灼热，有粗糙感，进食加重，心胸烦热，口干喜冷饮，饮食不佳，眠少，大便干，小便赤涩刺痛，面红，精神稍差，舌尖红，苔薄黄，脉数。

专科检查：口腔上腭部见大面积白斑，伴片状糜烂，充血、水肿明显。行活体组织病理检查，确诊为"口腔扁平苔藓"。

处方：生地黄15 g，木通10 g，淡竹叶10 g，生甘草10 g，人参10 g，石膏 20 g，知母 15 g，粳米 10 g，麦冬 15 g，黄连 6 g，土茯苓 15 g。7 剂，水煎服，日一剂，服用一周。

针灸处方：颊车（双侧）、地仓（双侧）、下关（双侧）、廉泉、合谷（双侧）、神门（双侧）、心俞（双侧）、少冲（双侧）、劳宫（双侧）。患者取坐位，穴位常规消毒。取 0.3 mm×25 mm 针灸针，斜刺地仓、廉泉、心俞，直刺颊车、下关、合谷、神门、劳宫，点刺少冲，得气后，取双侧的颊车、地仓加电针，选用疏密波，频率为 2 Hz / 50 Hz。下关行捻转补法，廉泉、神门、心俞、劳宫行捻转泻法，合谷行提插、捻转平补平泻法，少冲点刺出血。一次留针时间为 30 min，期间可行针 1～3 组。每日 1次，5～7 d 为 1 个疗程。

西医治疗：①复合维生素 B 片，2 片/次，一日 3 次；②5% 碳酸氢钠溶液与纯净水 1:1 稀释，饭后含漱，一日 3 次；③2 mL 复方倍他米松注射液与等量灭菌注射用水局部注射；④调𬌗；⑤牙周洁治术，保持口腔卫生。

（2）2014 年 4 月 19 日，二诊：自诉上腭部位疼痛、粗糙感减轻，精神状态好转，诉眠差，大便稍干，小便黄。

专科检查：上腭病损处糜烂面均有缩小，充血、水肿减轻，斑纹无明显改变。

处方：上方去石膏，加神曲 20 g。14 剂，水煎服，日一剂，服用两周。

针灸处方：继续取双侧的颊车、地仓加电针，根据辨证论治增加宁心安神的穴位神门、内关。

西医治疗：复合维生素 B 片，2 片/次，一日 3 次。

（3）2014 年 5 月 3 日，三诊：上腭部仍有轻微疼痛，纳眠可，大便调，小便稍黄。

专科检查：上腭病损处充血、水肿明显减轻，糜烂面进一步缩小，白斑面积明显减少。

处方：上方去木通、淡竹叶、知母、粳米，减黄连为 3g，人参为 5 g，加泽泻 15 g，黄芪 20 g，石斛 15 g。14 剂，水煎服，日一剂，服用两周。

针灸处方：停止颊车与地仓的电针操作，余治疗同前。

（4）2014年5月17日，四诊：自觉口内无疼痛，上腭有轻微粗糙感，纳眠可，二便调。

专科检查：上腭部无充血糜烂，白色斑纹基本消失。

一个月后随访未复发。该心火上炎证患者治疗前后见图6-6。

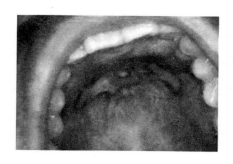 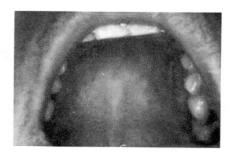

A   B

图6-6　心火上炎证患者治疗前（A）后（B）

七、气滞血瘀证

1. 主证

口腔黏膜内有灰白色网状斑纹、斑块，或伴有色素沉着，时有刺痛，夜间痛甚，黏膜可有瘀斑，腹胀食少，月经量少且先期，或经血紫暗伴刺痛，或唇色青黑，舌暗红，有瘀点，脉弦或弦紧。

2. 病因病机

国医大师翁维良认为"百病多瘀"。血府为肝经循行之处，气机升降出入之所，如果血府瘀阻，加上情志不畅将造成肝气不舒、清阳不升，正所谓"气有虚实，血有亏瘀"，气血亏损或者气血阻滞，口腔黏膜不得滋养，导致黏膜粗糙、肥厚、苔藓样改变，从而出现灰白角化斑或瘀斑。出现血管扩张、瘀血，甚至出现细胞水肿变性、充血糜烂的病理变化，从而出现口癣。

3. 证候分析

多种因素引起的气机阻滞，血行不畅，气血不足以濡养黏膜，则见灰白色网状斑纹；血脉瘀滞，则见黏膜瘀斑；气机不畅，瘀血内积，不通则痛，夜间阴气用事，血行较缓，则见刺痛，夜间痛增；气机不畅，脾胃运化失司，则见腹胀纳呆；气滞血瘀，血不循经而溢出脉外，则见月经量少而先期、经血紫暗；偶见唇色青紫，舌暗红，有瘀点，脉弦或弦紧为气滞血瘀之象。

4．中药治疗

（1）治则：活血祛瘀益气。

（2）方剂：血府逐瘀汤加减。

（3）主要药物：桃仁、红花、当归、生地黄、川芎、赤芍、牛膝、桔梗、柴胡、枳壳、甘草、黄芪等。

5．针灸治疗

（1）治则：活血祛瘀。

（2）体针选穴：颊车、地仓、下关、廉泉、合谷、神门、血海、膈俞、太冲、三阴交。

（3）刺法：针刺取双侧颊车、地仓、下关、合谷、廉泉、血海、膈俞、太冲、三阴交，进针得气后留针 30 min，期间行针 1~3 次；颊车、地仓加电针刺激，选用疏密波，频率为 2 Hz / 50 Hz，强度以患者能耐受为度。每日 1 次，5~7 次为 1 个疗程。

（4）方义：颊车、地仓、下关属于局部取穴，可疏泄足阳明经气，清热止痛。廉泉穴则能疏通口腔经络，消散壅滞。合谷为四总穴之一，且"面口合谷收"，故为治疗口腔疾病的要穴。口癣患者多有明显的精神因素，《素问》载"诸痛痒疮，皆属于心"，因此选神门，神门为心经原穴，可调理心神且安神定志。三阴交为足三阴经交会穴，配合太冲穴可疏肝、理气开郁、行气活血，膈俞配血海可调和气血，祛瘀通络。诸穴同用，大大地提高了疗效。

6．其他治疗

（1）点刺放血：放血疗法采取局部阿是穴点刺放血，用一次性注射器分别在局部病损皮肤黏膜处点刺数下，令血流出，隔日 1 次，1~3 次为 1 个疗程。

（2）耳针：取口、心、肝、肾上腺、神门、内分泌、皮质下、面颊。每次取3~5穴，耳穴埋针法或压丸法。每日稍加用力按摩3~5次，每次5~10 min，3~5 d可换穴1次。两耳可交替或同时进行。5~7 d为1个疗程。

（3）揿针：取颊车、合谷、膈俞、太冲、三阴交。揿针贴于上述穴位，每日垂直按压3~4次，每次按压1~2 min，留针3~5 d。每3~5 d为1个疗程。

（4）三棱针：取大椎及大椎旁开1.5~2 cm处阿是穴。用三棱针挑断皮下纤维组织2~3根，挤压针孔，令出血少许，每周2次。

7. 病案

患者，男，53岁。

（1）2015年3月7日，初诊，主诉：口内疼痛、麻木3年余。3年前口腔内出现麻木、涩感、刺痛感，声低气短，胸胁胀痛，纳眠可，大便稍干，小便可；面色暗黑，精神不振，唇紫暗，舌暗红，有瘀斑，脉弦涩沉。

专科检查：舌腹部右侧见环状白斑，伴轻微糜烂，白斑周围黏膜充血，舌体因疼痛而活动不利，舌下脉络紫暗。于外院行活体组织病理检查，病理检查报告示舌黏膜组织上皮过度角化，棘层轻度增生，基底膜界限不清。确诊为"口腔扁平苔藓"。

处方：桃仁15 g，红花5 g，当归15 g，生地黄15 g，川芎15 g，赤芍15 g，牛膝15 g，桔梗15 g，柴胡10 g，枳壳15 g，甘草10 g，黄芪20 g，苍术15 g，茯苓15 g，白芍15 g，郁金10 g，薄荷10 g。14剂，水煎服，日一剂，服用两周。

针灸处方：颊车（双侧）、地仓（双侧）、下关（双侧）、廉泉、合谷（双侧）、神门（双侧）、血海（双侧）、膈俞（双侧）、太冲（双侧）、三阴交（双侧）。患者取坐位，穴位常规消毒。取0.3 mm×25 mm针灸针，斜刺地仓、廉泉，直刺颊车、下关、合谷、神门，得气后，取双侧的颊车、地仓加电针，选用疏密波，频率为2 Hz/50 Hz。下关行捻转补法，廉

泉行捻转泻法，合谷、神门行提插、捻转平补平泻法；取 0.35 mm ×
40 mm 针灸针，斜刺膈俞，直刺血海、太冲、三阴交，得气后行捻转泻法。
一次留针时间为 30 min，期间可行针 1~3 组。每日 1 次，5~7 d 为 1 个疗
程。

西医治疗：①复合维生素 B 片，2 片/次，一日 3 次；②5% 碳酸氢钠
溶液与纯净水 1:1 稀释，饭后含漱，一日 3 次；③调𬌗；④牙周洁治术，
保持口腔卫生。

（2）2015 年 3 月 21 日，二诊：口腔内刺痛感、麻木感减轻，精神好
转，气短、乏力症状减轻。

专科检查：右侧舌腹部白斑减少，糜烂消失，白斑周围稍充血。

处方：一诊处方不变。14 剂，水煎服，日一剂，服用两周。

针灸处方：选穴同前，相同穴位补泻手法不变。

西医治疗：①复合维生素 B 片，2 片/次，一日 3 次；②5% 碳酸氢钠
溶液与纯净水 1:1 稀释，饭后含漱，一日 3 次。

（3）2015 年 4 月 4 日，三诊：口腔内异常感觉进一步减轻，精神可，
胸胁胀痛好转，二便可。

专科检查：右侧舌腹部白斑基本消失，充血隐约可见，疼痛明显减
轻，舌头活动灵活。

处方：上方将桃仁、当归、生地黄、川芎、赤芍、牛膝、桔梗、枳
壳、苍术、茯苓减为 10 g，甘草减为 5 g。14 剂，水煎服，日一剂，服用
两周。

针灸处方：停止颊车与地仓的电针操作，一诊处方去三阴交、太冲，
余穴治疗同前。

（4）2015 年 4 月 18 日，四诊：自诉症状明显缓解，疼痛、麻木感明
显减轻，精神佳。专科检查：右侧舌腹部白斑基本消失，无充血，无
疼痛。

处方：三诊处方不变。14 剂，水煎服，日一剂，服用两周。

两周后五诊，其口腔无异常感，口腔黏膜皮损已基本愈合。嘱其注意
日常防护。现患者偶来门诊予针灸、中药调理。该气滞血瘀证患者治疗前

后见图 6-7。

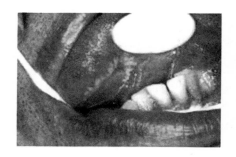

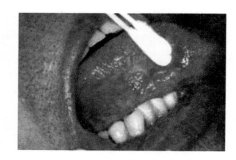

A   B

图 6-7 气滞血瘀证患者治疗前（A）后（B）

八、肝肾阴虚证

1. 主证

口腔黏膜内有灰白环状、网状斑纹，可伴有红肿、灼热、疼痛、糜烂。全身见腰膝酸软，失眠多梦，健忘，眩晕，目涩，耳鸣，牙齿动摇，甚见枯燥如骨，五心烦热，口燥咽干，盗汗颧红，舌红少苔，脉细数。

2. 病因病机

久病耗损、情志内伤化火、房劳、热病伤阴等引起阴液亏虚，阴精不足，虚火上炎熏灼口腔黏膜，而形成口癣。

3. 证候分析

肝肾阴虚，阴液失润，则见灰白色环状或网状斑纹；虚热上炎，灼伤黏膜，则见红肿、灼热、糜烂；肝肾阴亏，肝阳上扰，则见眩晕；热扰心神，则见失眠多梦；阴精亏虚，不能上养清窍，濡养腰膝，则见目涩、耳鸣、健忘、腰膝酸软；齿为骨之余，肾阴虚而不能充养骨髓，则见牙齿动摇，甚见枯燥如骨；阴液不足，虚热内炽，则见口燥咽干、五心烦热、盗汗颧红；舌红苔少，脉细数为肝肾阴虚之象。

4. 中药治疗

（1）治则：补益肝肾，滋阴降火。

（2）方剂：左归丸加减。

（3）主要药物：知母、黄柏、熟地黄、山茱萸、川芎、鹿角胶、龟胶、山药、泽泻、牡丹皮、茯苓、菟丝子、枸杞子、肉苁蓉、桑葚、黄精、菊花、白芍等。

5. 针灸治疗

（1）治则：补益肝肾，滋阴降火。

（2）体针选穴：颊车、地仓、下关、廉泉、合谷、太溪、肾俞、神门、心俞、血海。

（3）针法：针刺取双侧颊车、地仓、下关、合谷、廉泉、太溪、肾俞、神门、心俞、金津、玉液，进针得气后留针 30 min，期间行针 1～3 次；颊车、地仓加电针刺激，选用疏密波，频率为 2 Hz/50 Hz，强度以患者能耐受为度。每日 1 次，5～7 次为 1 个疗程。

（4）方义：颊车、地仓、下关属于局部取穴，可疏泄足阳明经气，清热止痛。廉泉穴则能疏通口腔经络，消散壅滞。合谷为四总穴之一，且"面口合谷收"，故为治疗口腔疾病的要穴。口癣患者多有明显的精神因素，《素问》载"诸痛痒疮，皆属于心"，因此选神门、心俞，心藏神，神门为心经原穴，可调理心神且安神定志，心俞主治心悸失眠健忘。肝俞、肾俞、太溪滋肾阴，补肾气，引火归原。精血同源，补益血海则可补益精血。故诸穴同用，大大提高了疗效。

（5）灸法：取双侧涌泉穴。艾灸 10 min。每日 1 次，5～7 d 为 1 个疗程。

6. 其他治疗

（1）耳针：取口、心、肾、肝、神门、内分泌、皮质下、面颊。每次取 3～5 穴，耳穴埋针法或压丸法。每日稍加用力按摩 3～5 次，每次 5～10 min，3～5 d 可换穴 1 次。两耳可交替或同时进行。5～7 d 为 1 个疗程。

（2）揿针：取颊车、合谷、下关、肾俞、心俞、太溪、血海。揿针贴于上述穴位，每日垂直按压 3～4 次，每次按压 1～2 min，留针 3～5 d。每 3～5 d 为 1 个疗程。

（3）罐法：取肾俞穴、肝俞穴，留罐 10～15 min。每周 1 次，3 次为 1 个疗程。

7. 病案

患者，男，69岁。

（1）2015年6月20日，初诊，主诉：口腔黏膜疼痛、粗糙不适3年余。3年前口腔黏膜出现疼痛不适，有粗糙感，伴口咽干燥，头晕耳鸣，腰膝酸软，午后潮热，眠差，多梦，大便干结，小便黄赤，形体偏瘦，面色少华，精神不振，舌红，有裂纹，苔少，脉细数。

专科检查：双颊部及15、16、17、27、35、36、37、45、46、47牙龈部见灰白色网状斑纹，其间黏膜充血、水肿、糜烂。行活体组织病理检查，病理检查报告示口腔黏膜组织上皮角化不全，棘层轻度萎缩。确诊为"口腔扁平苔藓"。

处方：知母10 g，黄柏10 g，熟地黄40 g，山茱萸30 g，川芎15 g，鹿角胶15 g，龟胶15 g，山药20 g，泽泻10 g，茯苓10 g，牡丹皮10 g，菟丝子20 g，枸杞子15 g，肉苁蓉15 g，黄精15 g，菊花10 g，白芍20 g。14剂，水煎服，日一剂，服用两周。

针灸处方：颊车（双侧）、地仓（双侧）、下关（双侧）、廉泉、合谷（双侧）、太溪（双侧）、肾俞（双侧）、神门（双侧）、心俞（双侧）、血海（双侧）。患者取坐位，穴位常规消毒。取0.3 mm×25 mm针灸针，斜刺地仓、廉泉，直刺颊车、下关、合谷、神门，得气后，取双侧的颊车、地仓加电针，选用疏密波，频率为2 Hz / 50 Hz。下关、神门行捻转补法，廉泉行捻转泻法，合谷行提插、捻转平补平泻法；取0.35 mm×40 mm针灸针，斜刺心俞，直刺太溪、肾俞、血海，得气后行捻转补法。一次留针时间为30 min，期间可行针1～3组。每日1次，5～7 d为1个疗程。

西医治疗：①复合维生素B片，2片/次，一日3次；②5%碳酸氢钠溶液与纯净水1:1稀释，饭后含漱，一日3次；③2 mL复方倍他米松注射液与等量灭菌注射用水局部注射；④调𬌗；⑤牙周洁治术，保持口腔卫生。

（2）2015年7月4日二诊：上述症状稍有改善。

专科检查：双颊部及牙龈部斑纹无明显变化，其间黏膜充血、水肿减轻。

处方：一诊处方不变，14 剂，水煎服，日一剂，服用两周。

针灸处方：选穴同前，相同穴位补泻手法不变。灸法取双侧涌泉穴。取卧位，将艾卷的一端点燃，对准应灸的腧穴，距离皮肤 2～3 cm 处进行熏灼，艾灸 10 min。每日 1 次，5～7 d 为 1 个疗程。

西医治疗：①复合维生素 B 片，2 片/次，一日 3 次；②5% 碳酸氢钠溶液与纯净水 1∶1 稀释，饭后含漱，一日 3 次；③2 mL 复方倍他米松注射液与等量灭菌注射用水局部注射。

（3）2015 年 7 月 18 日，三诊：自觉口腔黏膜疼痛减轻，诸阴虚症状缓解。

专科检查：口腔黏膜斑纹减少，充血、水肿明显减轻，糜烂面缩小。

处方：一诊处方去牡丹皮。14 剂，水煎服，日一剂，服用两周。

针灸处方：停止颊车与地仓的电针操作，一诊处方去神门、心俞，余穴治疗同前。灸法同前。

西医治疗：复合维生素 B 片，2 片/次，一日 3 次。

（4）2015 年 8 月 1 日，四诊：自诉上述症状均有好转。

专科检查：口腔黏膜充血不明显，糜烂面基本愈合，斑纹在前基础上变淡。

处方：三诊处方加太子参 30 g，14 剂，水煎服，日一剂，服用两周。

两周后五诊，患者口内黏膜无充血、糜烂，双颊及 16、17 牙龈部遗留少量灰白色斑纹，稍感粗糙，无疼痛，给予六味地黄丸（一次 8 丸，一日 3 次）服用 1 个月巩固疗效，此后随访未见复发。该肝肾阴虚证患者治疗前后见图 6 - 8。

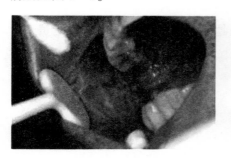 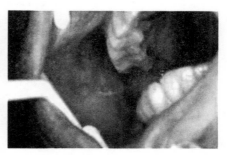

A　　　　　　　　　　　　　　　　B

图 6 - 8　肝肾阴虚证患者治疗前（A）后（B）

九、阴虚湿热证

1．主证

口腔黏膜内有灰白色斑纹，伴丘疹、水疱、糜烂、充血、疼痛。全身见脘胀痞满，厌食油腻，泛恶欲呕，失眠多梦，健忘，眩晕，目涩，耳鸣，牙齿动摇，甚见枯燥如骨，五心烦热，口燥咽干，盗汗颧红，口中黏腻或口苦，阴部潮湿、瘙痒，带下黄臭，大便溏，小便短赤，舌红苔少黄腻，或伴见裂纹舌，脉濡细或细数。

2．病因病机

多因素体阴虚或久病杂病所致阴精不足，感受外湿或内生湿邪，郁而化热，三者互相交杂，湿热与虚火熏灼口腔黏膜而形成阴虚湿热之证的口癣。

3．证候分析

阴虚失养，水湿内停，邪热熏蒸，则见灰白色斑纹、丘疹；湿热蕴阻，中焦气机不畅，脾胃升降，纳运失司，胃气上逆，则见脘胀痞满、厌食油腻、泛恶欲呕；湿热郁蒸，胆汁上溢，则见口苦；湿热下注，则见阴部潮湿、瘙痒、带下黄臭；大便溏，小便短赤，舌暗红苔黄腻，或伴见裂纹舌，脉濡细或细数为阴虚湿热之象。

4．中药治疗

（1）治则：滋阴降火，清利湿热。

（2）方剂：青蒿鳖甲汤合甘露饮加减。

（3）主要药物：青蒿、鳖甲、生地黄、知母、牡丹皮、熟地黄、天冬、麦冬、石斛、黄芩、枇杷叶、茵陈、枳壳、甘草、黄柏、木通、茯苓等。

5．针灸治疗

（1）治则：滋阴降火，清利湿热。

（2）体针选穴：颊车、地仓、下关、廉泉、合谷、足三里、三阴交、太溪、肾俞。

（3）针法：针刺取双侧颊车、地仓、下关、廉泉行泻法，合谷、足三里、三阴交、中脘、气海、脾俞行补法，进针得气后留针 30 min，期间行针 1～3 次；颊车、地仓加电针刺激，选用疏密波，频率为 2 Hz / 50 Hz，强度以患者能耐受为度。每日 1 次，5～7 次为 1 个疗程。

（4）方义：颊车、地仓、下关属于局部取穴，可疏泄足阳明经气，通络止痛。廉泉穴则能疏通口腔经络，消散壅滞。合谷为四总穴之一，且"面口合谷收"，故为治疗口腔疾病的要穴。足三里、三阴交为胃经、脾经穴位，可健运脾土，燥湿通络。肾俞、太溪滋肾阴，补肾气，引火归原。故诸穴同用，大大地提高了疗效。

（5）灸法：取双侧涌泉穴。艾灸 10 min，每日 1 次，5～7 d 为 1 个疗程。

6. 其他治疗

（1）耳针：取口、心、脾、肾、神门、内分泌、皮质下、肾上腺、面颊。每次取 3～5 穴，耳穴埋针法或压丸法。每日稍加用力按摩 3～5 次，每次 5～10 min，3～5 d 可换穴 1 次。两耳可交替或同时进行。5～7 d 为 1 个疗程。

（2）揿针：取颊车、合谷、下关、肾俞、太溪、足三里。揿针贴于上述穴位，每日垂直按压 3～4 次，每次按压 1～2 min，留针 3～5 d。每 3～5 d 为 1 个疗程。

（3）罐法：取脾俞、肾俞。行闪罐法，闪罐 2～3 min，每日 1 次，5～7 d 为 1 个疗程。

7. 病案

患者，男，62 岁。

（1）2014 年 4 月 5 日，初诊，主诉：两颊黏膜粗糙，疼痛 1 月余。1 个月前自觉口腔黏膜疼痛，有粗糙感，身体困重，心烦，潮热盗汗，口干口渴，手足心热，食欲缺乏，失眠，大便黏，小便淋涩灼痛，体型偏瘦，面黄，两颧微红，精神不佳，舌干红，苔黄厚，脉细数。

专科检查：口腔内双颊部及 15、16、17、45、46、47 牙龈部见白色网状斑纹，斑纹间充血、红肿、糜烂，有疼痛、灼热感。行活体组织病理检查，病理检查报告示口腔黏膜组织上皮角化不全，棘层轻度萎缩，固有层可见淋巴细胞浸润。确诊为"口腔扁平苔藓"。

处方：青蒿 15 g，鳖甲 15 g，生地黄 10 g，知母 10 g，牡丹皮 10 g，熟地黄 15 g，天冬 10 g，麦冬 10 g，石斛 15 g，黄芩 15 g，枇杷叶 15 g，茵陈 20 g，枳壳 10 g，甘草 5 g，泽泻 10 g，木通 10 g。14 剂，水煎服，日一剂，服用两周。

针灸处方：颊车（双侧）、地仓（双侧）、下关（双侧）、廉泉、合谷（双侧）、足三里（双侧）、三阴交（双侧）、太溪（双侧）、肾俞（双侧）。患者取坐位，穴位常规消毒。取 0.3 mm×25 mm 针灸针，斜刺地仓、廉泉，直刺颊车、下关、合谷，得气后，取双侧的颊车、地仓加电针，选用疏密波，频率为 2 Hz／50 Hz。下关行捻转补法，廉泉行捻转泻法，合谷行提插、捻转、平补平泻法；取 0.35 mm×40 mm 针灸针，直刺足三里、三阴交、太溪、肾俞，得气后行捻转补法。一次留针时间为 30 min，期间可行针 1～3 组。每日 1 次，5～7 d 为 1 个疗程。

拔罐：取脾俞、肾俞。操作：取俯卧位，用闪火法将罐分别吸拔于脾俞、肾俞，随即取下，再吸拔，再取下，反复吸拔至局部皮肤潮红为度，两穴交替进行。每周 1 次，3 次为 1 个疗程。

西医治疗：①复合维生素 B 片，2 片/次，一日 3 次；②5% 碳酸氢钠溶液与纯净水 1:1 稀释，饭后含漱，一日 3 次；③调𬌗；④牙周洁治术，保持口腔卫生。

（2）2014 年 4 月 19 日，二诊：口内黏膜疼痛减轻，精神状态好转，口干，潮热，舌红苔黄厚，脉细濡数。

专科检查：口腔内斑纹见充血、红肿减轻，余无明显改变。

处方：上方不变，14 剂，水煎服，日一剂，服用两周。

针灸处方：选穴同前，相同穴位补泻手法不变。灸法取双侧涌泉穴。取卧位，将艾卷的一端点燃，对准应灸的腧穴，距离皮肤 2～3 cm 处进行熏灼，艾灸 10 min。每日 1 次，5~7 d 为 1 个疗程。

罐法同前。

西医治疗：①复合维生素 B 片，2 片/次，一日 3 次；②5% 碳酸氢钠溶液与纯净水 1∶1 稀释，饭后含漱，一日 3 次。

（3）2014 年 5 月 3 日，三诊：黏膜有轻微疼痛，口内仍有粗糙感，无口干口渴、潮热等不适症状。

专科检查：口腔内斑纹明显减少，隐约可见，糜烂面减少。

处方：上方去知母、牡丹皮、木通、天冬、麦冬，减茵陈为 10 g，加山茱萸 15 g，菟丝子 15 g，黄芪 20 g，人参 5 g，红花 5 g。14 剂，水煎服，日一剂，服用两周。

针灸处方：停止颊车与地仓的电针操作，选穴同前，相同穴位补泻手法不变。罐法、灸法不变。

罐法不变。

（4）2014 年 5 月 31 日，四诊：诸症好转。

专科检查：口腔内见少许斑纹，糜烂面基本愈合，无水肿、充血。

处方：上方鳖甲减量为 10 g、青蒿为 10 g。14 剂，水煎服，日一剂，服用两周。针灸处方同前，停罐法和灸法。

两周后五诊，患者双颊部及 16、17、46、47 牙龈处见少量白色网状斑纹，无疼痛、灼热等不适，随访 3 年斑纹病损无变化，未再出现糜烂充血及疼痛感等。该阴虚湿热证患者治疗前后见图 6-9。

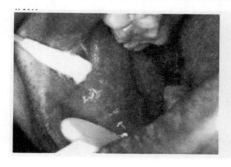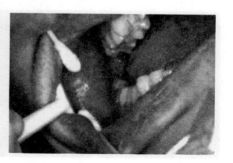

A   B

图 6-9　阴虚湿热证患者治疗前（A）后（B）

十、气血两虚证

1. 主证

口腔黏膜内有灰白色斑纹、斑块，或见舌面黏膜萎缩，色白无华。全身见气短乏力，肢体倦怠，面唇发白，牙龈发白，头晕眼花，多梦，健忘，月经量少而色淡；唇色淡白或苍白，舌色淡白，或见颤动舌、萎软舌，脉细弱。

2. 病因病机

多因大失血、久病重病、脏器功能减退等造成气血耗损或生成不足，不能濡养口腔黏膜而形成气血两虚之证的口癣病。

3. 证候分析

气血亏虚，失于荣养，则见灰白色斑纹、斑块以及舌面黏膜萎缩；元气不足，脏腑功能减退，则见气短、乏力、肢体倦怠；血虚不能濡养脏器、组织，则见面唇发白、牙龈发白、头晕眼花、月经量少而色淡；血虚致心神失养，则见多梦、健忘；气血亏虚，舌体失于滋养，舌动不利，则见痿软舌、颤动舌；唇色淡白或苍白、舌色淡白，脉细弱为气血两虚之象。

4. 中药治疗

（1）治则：益气养血。

（2）方剂：归脾汤加减。

（3）主要药物：白术、当归、茯苓、炙黄芪、远志、龙眼肉、炒酸枣仁、人参、木香、炙甘草、生姜、大枣、熟地黄、白芍、川芎等。

5. 针灸治疗

（1）治则：益气养血。

（2）体针选穴：颊车、下关、廉泉、血海、气海、足三里、膈俞、心俞、脾俞、肾俞。

（3）刺法：针刺取双侧颊车、下关、廉泉、血海、气海、足三里、膈俞、心俞、脾俞、肾俞，进针得气后留针 30 min，期间行针 1~3 次；颊车、下关加电针刺激，选用疏密波，频率为 2 Hz / 50 Hz，强度以患者能耐受为度。每日1次，5~7次为1个疗程。

（4）方义：颊车、下关属于局部取穴，可疏泄足阳明经气，通络止痛。廉泉穴则能疏通口腔经络，消散壅滞。脾胃为后天之本，饮食入胃，中焦受气取汁，变化而赤是为血。故取脾之背俞穴脾俞、胃之下合穴足三里、善补元气的气海相配，以健脾益胃，助气血化生之源，气血双补；肾主藏精，精血同源，故取肾俞补益精血；心主血脉，心俞为心之背俞穴，膈俞为血之会穴，血海位于足太阴脾经，三穴合用，既善调理又能补益，能调养人体全身气血。诸穴同用，大大地提高了疗效。

（5）灸法：取血海穴、气海穴、足三里、肾俞、脾俞。悬起灸，每穴灸10 min，每日1次，5~7 d为1个疗程。

6.　其他治疗

（1）穴位注射：取血海、膈俞、脾俞、足三里。用复方当归注射液或者黄芪注射液，常规穴位注射。每周1~2次，3~6次为1个疗程，两个疗程间休息3~5 d。

（2）耳针：取口、心、肾、膈、脾、胃、肾上腺、神门、内分泌、皮质下、面颊。每次取3~5穴，耳穴埋针法或压丸法。每日稍加用力按摩3~5次，每次5~10 min，3~5 d可换穴1次。两耳可交替或同时进行。5~7 d为1个疗程。

（3）揿针：取颊车、合谷、膈俞、足三里、脾俞、三阴交。揿针贴于上述穴位，每日垂直按压3~4次，每次按压1~2 min，留针3~5 d。每3~5 d为1个疗程。

7.　病案

患者，女，60岁。

（1）2014年10月18日，初诊，主诉：左颊黏膜疼痛3月余。口腔黏膜有灰白色斑纹，伴糜烂，自觉有麻木感、涩感，味觉减弱，心慌胸闷，食少，失眠多梦，便溏；体态臃肿，面色少华，舌淡胖，苔薄白，脉细弱。

专科检查：口腔内双颊部有灰白色网状、环状斑纹，黏膜淡而无华。

于外院行活体组织病理检查，病理检查报告示口腔黏膜组织棘层轻度增生，固有层可见淋巴细胞浸润。确诊为"口腔扁平苔藓"。

处方：白术 15 g，当归 15 g，茯苓 15 g，炙黄芪 50 g，远志 15 g，龙眼肉 20 g，炒酸枣仁 15 g，人参 10 g，木香 10 g，炙甘草 10 g，生姜 10 g，大枣 15 g，山药 15 g。14 剂，水煎服，日一剂，服用两周。

针灸处方：颊车（双侧）、下关（双侧）、廉泉、血海（双侧）、气海、足三里（双侧）、膈俞（双侧）、心俞（双侧）、脾俞（双侧）。患者取坐位，穴位常规消毒。取 0.3 mm × 25 mm 针灸针，斜刺廉泉，直刺颊车、下关，得气后，取双侧的颊车、下关加电针，选用疏密波，频率为 2 Hz / 50 Hz。廉泉行捻转泻法；取 0.35 mm × 40 mm 针灸针，斜刺膈俞、心俞、脾俞，直刺血海、气海、足三里，得气后行捻转补法。一次留针时间为 30 min，期间可行针 1 ~ 3 组。每日 1 次，5 ~ 7 d 为 1 个疗程。

穴位注射：取血海、膈俞、脾俞、足三里。每次取 2 ~ 4 穴，选择 5 mL 规格的注射器抽取黄芪注射液 1 ~ 2 mL。患者取舒适体位，局部常规消毒，手持注射器对准穴位快速刺入，然后慢慢推进，待针下得气，回抽确定无回血后将药物推入。

西医治疗：①复合维生素 B 片，2 片/次，一日 3 次；②5% 碳酸氢钠溶液与纯净水 1:1 稀释，饭后含漱，一日 3 次；③2 mL 复方倍他米松注射液与等量灭菌注射用水局部注射；④调𬌗；⑤牙周洁治术，保持口腔卫生。

（2）2014 年 11 月 1 日，二诊：精神状态明显好转，仍有麻木感及涩感，纳眠可，大便溏，但次数减少。

专科检查：口腔内斑纹变化不明显，糜烂面积缩小。

处方：上方不变，14 剂，水煎服，日一剂，服用两周。

针灸处方：选穴同前，相同穴位补泻手法不变。停穴位注射。灸法取血海、气海、足三里、肾俞、脾俞。取坐位，将艾卷的一端点燃，对准应灸的腧穴，距离皮肤 2 ~ 3 cm 处进行熏灼，每穴灸 10 min。每日 1 次，5 ~ 7 d 为 1 个疗程。

西医治疗：①复合维生素 B 片，2 片/次，一日 3 次；②5% 碳酸氢钠溶液与纯净水 1:1 稀释，饭后含漱，一日 3 次；③2 mL 复方倍他米松注射液与等量灭菌注射用水局部注射。

（3）2014 年 11 月 15 日，三诊：患者精神状态进一步好转，口内麻木感及涩感有减轻。

专科检查：口腔内灰白色斑纹明显缩小，糜烂明显减轻，黏膜稍显光泽。

处方：上方去生姜，炙黄芪减为 30 g。14 剂，水煎服，日一剂，服用两周。

针灸处方：停止颊车与下关的电针操作，一诊处方去血海、心俞，余穴治疗同前。灸法同前。

西医治疗：复合维生素 B 片，2 片/次，一日 3 次。

（4）2014 年 11 月 29 日，四诊：患者精神状态良好，口内有轻微涩感。

专科检查：口腔内灰白色斑纹较前明显减少，糜烂基本消失，黏膜淡红。

随访 4 年，患者双颊部灰白色斑纹时隐时现，偶伴轻微涩感，无麻木、疼痛等不适。该气血两虚证患者治疗前后见图 6 - 10。

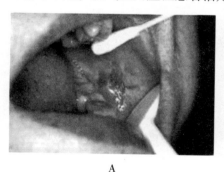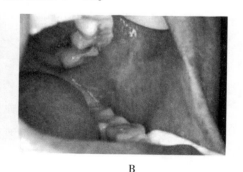

A   B

图 6 - 10　气血两虚证患者治疗前（A）后（B）

十一、脾肾阳虚证

1. 主证

口腔黏膜内有灰白色斑纹、斑块，形状不规则，颜色淡而无华，伴水疱、糜烂。全身见面色㿠白，久泄久痢，腰膝冷痛，畏寒肢倦，四肢不温，或五更泄，或完谷不化，便质清冷，带下清稀，小便不利，或小便清长，舌淡胖，苔白滑，或伴见灰黑苔，或伴见口咸，脉沉细或沉迟无力。

2．病因病机

多见于久泄久痢久病，致使脾阳损伤不能充养肾阳，水邪久踞。肾阳受损，不能温煦脾阳，脾肾阳虚不能濡养口腔黏膜而形成脾肾阳虚之证的口癣病。

3．证候分析

脾肾阳虚，水湿不运，上泛于口内黏膜，则见灰白色斑块；脾肾阳虚，运化、吸收水谷精微及排泄二便的功能失职，则见久泄久痢；阳虚水泛，面部浮肿，则见面色㿠白；阳虚失于温煦，则见畏寒肢倦、四肢不温、腰膝冷痛；寅卯之交，阴气极盛，阳气未复，命门火衰，阴寒凝滞，则见五更泄；脾肾阳虚，不能腐熟水谷，则见完谷不化，便质清冷；脾肾阳虚，不能温化水液，则见小便不利；肾阳亏虚不能蒸化水液，水液直趋下焦，则见小便清长；舌淡胖，苔白滑，或伴见灰黑苔，或伴见口咸，脉沉细或沉迟无力为脾肾阳虚之象。

4．中药治疗

（1）治则：温阳祛寒，补气健脾。

（2）方剂：附子理中丸加减。

（3）主要药物：白附片、人参、炮干姜、炙甘草、白术、山药、巴戟天、淫羊藿、肉苁蓉、菟丝子等。

5．针灸治疗

（1）治则：温阳祛寒，补气健脾。

（2）体针选穴：颊车、下关、廉泉、关元、肾俞、脾俞、三阴交、足三里、太溪

（3）刺法：针刺取双侧颊车、下关、廉泉、关元、肾俞、脾俞、三阴交、足三里、太溪，进针得气后留针 30 min，期间行针 1~3 次；颊车、下关加电针刺激，选用疏密波，频率为 2 Hz／50 Hz，强度以患者能耐受为度。每日 1 次，5~7 次为 1 个疗程。

（4）方义：颊车、下关属于局部取穴，可疏泄足阳明经气，通络止

痛。廉泉穴则能疏通口腔经络，消散壅滞。关元穴可益下元虚损，振奋肾气，配肾俞、太溪穴可温肾散寒、助阳。三阴交为足三阴经交会穴，取之可调养脾肾，配合足三里、脾俞可益肾健脾。诸穴同用，大大地提高了疗效。

（5）灸法：取关元、气海、足三里、肾俞、脾俞。悬起灸，每穴灸 10 min，每日 1 次，5~7 d 为 1 个疗程。

6. 其他治疗

（1）耳针：取口、心、肾、脾、肾上腺、神门、内分泌、皮质下、面颊。每次取 3~5 穴，耳穴埋针法或压丸法。每日稍加用力按摩 3~5 次，每次 5~10 min，3~5 d 可换穴 1 次。两耳可交替或同时进行。5~7 d 为 1 个疗程。

（2）揿针：取颊车、合谷、膈俞、足三里、脾俞、关元、肾俞。揿针贴于上述穴位，每日垂直按压 3~4 次，每次按压 1~2 min，留针 3~5 d。每 3~5 d 为 1 个疗程。

7. 病案

患者，男，45 岁。

（1）2015 年 6 月 13 日，初诊，主诉：两颊黏膜疼痛伴粗糙 1 年余。自觉颊部黏膜疼痛明显，伴黏膜粗糙感，怕冷，食欲缺乏，脘腹冷痛，大便溏；体型偏胖，面色㿠白，精神萎靡，舌淡胖，有齿痕，苔白滑，脉沉迟。

专科检查：双颊部及 45、46、47 牙龈部见灰白色片状白斑，高于黏膜，周围充血明显，有水肿、糜烂，疼痛明显。于外院行活体组织病理检查，病理检查报告示口腔黏膜组织上皮过度角化，棘层轻度增生。确诊为"口腔扁平苔藓"。

处方：白附片 15 g（先煎 1~2 小时），人参 10 g，干姜 15 g，炙甘草 15 g，白术 15 g，生黄芪 30 g，赤芍 15 g，肉桂 10 g，茯苓 15 g，山药 15 g，菟丝子 15 g。14 剂，水煎服，日一剂，服用两周。

针灸处方：颊车（双侧）、下关（双侧）、廉泉、关元、肾俞（双侧）、脾俞（双侧）、三阴交（双侧）、足三里（双侧）、太溪（双侧）。患者取坐位，穴位常规消毒。取 0.3 mm×25 mm 针灸针，斜刺廉泉，直刺颊

车、下关，得气后，取双侧的颊车、下关加电针，选用疏密波，频率为
2 Hz／50 Hz。廉泉行捻转泻法；取 0.35 mm×40 mm 针灸针，斜刺脾俞，
直刺关元、肾俞、三阴交、足三里、太溪，得气后行捻转补法。一次针灸
时间为 30 min，期间可行针 1~3 次。疗程：每日 1 次，5~7 d 为 1 个疗
程。灸法取关元、气海、足三里、肾俞、脾俞。取坐位，将艾卷的一端点
燃，对准应灸的腧穴，距离皮肤 2~3 cm 处进行熏灼，每穴灸10 min。每日
1 次，5~7 d 为 1 个疗程。

西医治疗：①复合维生素 B 片，2 片/次，一日 3 次；②5% 碳酸氢钠
溶液与纯净水 1∶1 稀释，饭后含漱，一日 3 次；③2 mL 复方倍他米松注射
液与等量灭菌注射用水局部注射；④调殆；⑤牙周洁治术，保持口腔
卫生。

（2）2015 年 6 月 27 日，二诊：患者精神状态好转，口内疼痛感仍明
显，黏膜糜烂明显减少，脘腹冷痛减轻，大便黏，大便每日 1~2 次。

专科检查：口腔内斑纹及水肿无明显变化。

处方：上方不变，14 剂，水煎服，日一剂，服用两周。

针灸处方：选穴同前，相同穴位补泻手法不变。灸法同前。

西医治疗：①复合维生素 B 片，2 片/次，一日 3 次；②5% 碳酸氢钠
溶液与纯净水 1∶1 稀释，饭后含漱，一日 3 次；③2 mL 复方倍他米松注射
液与等量灭菌注射用水局部注射。

（3）2015 年 7 月 11 日，三诊：口内疼痛感有好转，脘腹偶有冷痛。

专科检查：口腔内灰白色斑纹减少，黏膜水肿减轻，充血、糜烂明显
好转。

处方：上方将茯苓的剂量调整为 10 g。14 剂，水煎服，日一剂，服用
两周。

针灸处方：停止颊车与下关的电针操作，选穴同前，相同穴位补泻手
法不变。灸法不变。

（4）2015 年 8 月 8 日，四诊：上述诸症缓解。

专科检查：口腔内灰白色斑纹较前持续减少，黏膜水肿消失。

随访 3 年，患者双颊部少量灰白色网状斑纹持续存在，时有轻微水肿，
无明显疼痛不适等。该脾肾阳虚证患者治疗前后见图 6-11。

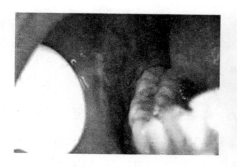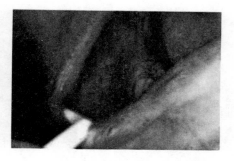

A　　　　　　　　　　　　　　　　B

图 6－11　脾肾阳虚证患者治疗前（A）后（B）

十二、血虚风燥证

1. 主证

口腔黏膜有灰白色网状、环状、树枝状斑纹，肢体麻木不仁，筋肉跳动，皮肤干燥，或见瘙痒、脱屑，或见肌肤甲错等，或见言语謇涩，大便干，小便短少，舌瘦小而干，或伴颤动，少苔，脉涩。

2. 病因病机

多因失血过多或生血不足，以致血少津枯，化而生风，而形成了血虚风燥之证。

3. 证候分析

血虚难以滋养黏膜，则见灰白色斑纹；精血不足，四肢、筋脉失养，则见肢体麻木不仁、筋肉跳动；津血同源，血虚不能化生津液，肌肤爪甲失于濡润，则见皮肤干燥，或见瘙痒、脱屑，或见肌肤甲错等；舌动不利，则见言语謇涩；大便干，小便短少，舌瘦小而干，或伴颤动，少苔，脉涩为血虚风燥之象。

4. 中药治疗

（1）治则：养血祛风润燥。

（2）方剂：四物汤加减。

（3）主要药物：当归、川芎、熟地黄、白芍、防风、蝉蜕、荆芥、白鲜皮、紫荆皮、甘草、麦冬、墨旱莲。

93

5. 针灸治疗

（1）治则：养血祛风润燥。

（2）体针选穴：颊车、下关、廉泉、血海、气海、足三里、风池、心俞、脾俞、膈俞。

（3）针法：针刺取双侧颊车、下关、廉泉、血海、气海、足三里、风池、心俞、脾俞、膈俞，进针得气后留针 30 min，期间行针 1～3 次；颊车、下关加电针刺激，选用疏密波，频率为 2 Hz／50 Hz，强度以患者能耐受为度。每日 1 次，5～7 次为 1 个疗程。

（4）方义：颊车、下关属于局部取穴，可疏泄足阳明经气，通络止痛。廉泉穴则能疏通口腔经络、消散壅滞。血气亏虚，故邪风妄行，治风先治血，血行风自灭。脾胃为生血之源，饮食入胃，中焦受气取汁，变化而赤是为血。故取脾之背俞穴脾俞、胃之下合穴足三里、与善补元气的气海相配，以健脾益胃，助气血化生之源，气血双补；心主血脉，心俞为心之背俞穴，膈俞为血之会穴，血海位于足太阴脾经，三穴合用，既善调理又能补益，能调养人体全身气血。风池为治风之要穴，诸穴同用，大大地提高了疗效。

（5）灸法：取血海穴、气海穴、足三里、肾俞、脾俞。悬起灸，每穴灸 10 min，每日 1 次，5～7 d 为 1 个疗程。

6. 其他治疗

（1）穴位注射：取血海、膈俞、脾俞、足三里。用复方当归注射液或者黄芪注射液，常规穴位注射。每周 1～2 次，3～6 次为 1 个疗程，两个疗程间休息 3～5 d。

（2）耳针：取口、心、肾、膈、脾、胃、肾上腺、神门、内分泌、皮质下、面颊。每次取 3～5 穴，耳穴埋针法或压丸法。每日稍加用力按摩 3～5次，每次 5～10 min，3～5 d 可换穴 1 次。两耳可交替或同时进行。5～7 d 为 1 个疗程。

（3）揿针：取颊车、合谷、膈俞、足三里、脾俞、三阴交。揿针贴于上述穴位，每日垂直按压 3～4 次，每次按压 1～2 min，留针 3～5 d。每

3~5 d为1个疗程。

7. 病案

患者，女，42岁。

（1）2013年8月17日，初诊，主诉：两颊黏膜麻木4月余。口内有灰白色斑块，自觉有粗糙麻木感，偶有脱屑，头晕，乏力，心烦失眠，食欲缺乏，大便干，体型偏瘦，面色萎黄，精神欠佳，舌淡，苔白干，脉细。

专科检查：口腔双颊黏膜见灰白色斑块，伴充血、糜烂，黏膜色淡红。于外院行活体组织病理检查，病理检查报告示口腔黏膜组织上皮过度角化，基底膜界限不清，固有层可见淋巴细胞浸润。确诊为"口腔扁平苔藓"。

处方：当归15 g，川芎10 g，熟地黄15 g，白芍15 g，蝉蜕10 g，荆芥10 g，防风10 g，麦冬15 g，白鲜皮10 g，紫荆皮10 g，甘草5 g，墨旱莲15 g，乌梢蛇10 g。14剂，水煎服，日一剂，服用两周。

针灸处方：颊车（双侧）、下关（双侧）、廉泉、血海（双侧）、气海、足三里（双侧）、风池（双侧）、心俞（双侧）、脾俞（双侧）、膈俞（双侧）。患者取坐位，穴位常规消毒。取0.3 mm×25 mm针灸针，斜刺廉泉，直刺颊车、下关，得气后，取双侧的颊车、下关加电针，选用疏密波，频率为2 Hz/50 Hz。廉泉行捻转泻法；取0.35 mm×40 mm针灸针，斜刺风池、心俞、脾俞、膈俞，直刺血海、气海、足三里，得气后，风池行捻转泻法，余穴行捻转补法。一次留针时间为30 min，期间可行针1~3次。每日1次，5~7 d为1个疗程。

穴位注射：取血海、膈俞、脾俞、足三里。每次取2~4穴，选择5 mL规格的注射器抽取黄芪注射液1~2 mL。患者取舒适体位，局部常规消毒，手持注射器对准穴位快速刺入，然后慢慢推进，待针下得气，回抽确定无回血后将药物推入。

西医治疗：①复合维生素B片，2片/次，一日3次；②5%碳酸氢钠溶液与纯净水1:1稀释，饭后含漱，一日3次；③2 mL复方倍他米松注射液与等量灭菌注射用水局部注射；④调𬌗；⑤牙周洁治术，保持口腔卫生。

（2）2013 年 8 月 31 日，二诊：自诉症状缓解不明显。

专科检查：口腔黏膜斑纹无明显改变，糜烂减轻。

处方：上方去乌梢蛇。14 剂，水煎服，日一剂，服用两周。

针灸处方：选穴同前，相同穴位补泻手法不变。停穴位注射。灸法取血海、气海、足三里、肾俞、脾俞。取坐位，将艾卷的一端点燃，对准应灸的腧穴，距离皮肤 2 ~ 3 cm 处进行熏灼，每穴灸 10 min。每日 1 次，5 ~ 7 d 为 1 个疗程。

西医治疗：①复合维生素 B 片，2 片/次，一日 3 次；②5% 碳酸氢钠溶液与纯净水 1:1 稀释，饭后含漱，一日 3 次；③2 mL 复方倍他米松注射液与等量灭菌注射用水局部注射。

（3）2013 年 9 月 14 日，三诊：患者精神状态、口内粗糙麻木感及诸血虚症状稍有缓解。

专科检查：口腔黏膜灰白色斑块变淡、变薄，糜烂面消失。

处方：上方加黄芪 20 g。14 剂，水煎服，日一剂，服用两周。

针灸处方：停止颊车与下关的电针操作，选穴同前，相同穴位补泻手法不变。灸法不变。

西医治疗：复合维生素 B 片，2 片/次，一日 3 次。

（4）2013 年 10 月 1 日，四诊：血虚症状好转，口内粗糙、麻木感明显减轻。

专科检查：口腔黏膜灰白色斑块较前进一步变淡、变薄。

随访 5 年，患者双颊黏膜持续存在少许灰白色斑块样改变，稍感粗糙，无疼痛、麻木等不适。该血虚风燥证患者治疗前后见图 6 - 12。

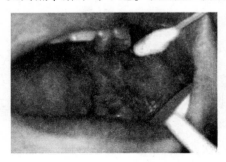 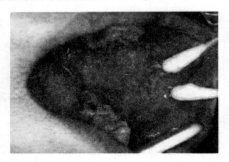

A   B

图 6 - 12   血虚风燥证患者治疗前（A）后（B）

十三、脾胃虚弱，虚火上炎证

1. 主证

口腔黏膜见灰白色网状、树枝状斑纹，黏膜疼痛、红肿、糜烂，怠倦嗜卧，四肢不收，食少腹胀，脐有动气，按之若痛，大便泄泻，舌淡胖或有齿痕，苔白黄，脉迟缓。

2. 病因病机

饮食伤胃，劳倦伤脾，导致阳气下陷，阴火上乘，而形成脾胃虚弱、虚火上炎之证。

3. 证候分析

饮食、劳作等损伤脾胃，以致脾胃虚弱，不能运化腐熟水谷，气血化生乏源，难以濡润口内黏膜，则见灰白色斑纹；阳气亏虚，虚火上炎，则见黏膜疼痛、红肿、糜烂；脾虚化源不足，不能充养四肢肌肉，则见怠倦嗜卧，四肢不收；脾胃虚弱，阳气下陷，虚火上炎，则见脐有动气，按之若痛；脾气虚弱，运化失职，则见食少腹胀；脾虚失运，水湿下注，则见大便泄泻；舌淡胖或有齿痕，苔白黄，脉迟缓为脾胃虚弱、虚火上炎之象。

4. 中药治疗

（1）治则：补脾胃，泻阴火，升阳气。

（2）方剂：补脾胃泻阴火升阳汤加减。

（3）主要药物：人参、黄芪、黄芩、黄连、石膏、柴胡、升麻、羌活、白术、茯苓、苍术、炙甘草、白附片、肉苁蓉、菟丝子、山茱萸、川芎、陈皮等。

5. 针灸治疗

（1）治则：补脾胃，泻阴火，升阳气。

（2）体针选穴：颊车、下关、廉泉、足三里、膈俞、心俞、脾俞、肾俞、太溪。

（3）针法：针刺取双侧颊车、下关、廉泉、足三里、膈俞、心俞、脾俞、肾俞、太溪，进针得气后留针30 min，期间行针1~3次；颊车、下关加电针刺激，选用疏密波，频率为 2 Hz / 50 Hz，强度以患者能耐受为度。每日 1 次，5～7 次为 1 个疗程。

（4）方义：颊车、下关属于局部取穴，可疏泄足阳明经气，通络止痛。廉泉穴则能疏通口腔经络，消散壅滞。脾之背俞穴脾俞、胃之下合穴足三里相配，以健脾益胃，助气血化生之源，气血双补；肾主藏精，精血同源，故取肾俞补益精血，取太溪引火归原；心主血脉，心俞为心之背俞穴，膈俞为血之会穴，四穴合用，既善补益，调养人体全身气血，又能引火下行。诸穴同用，大大地提高了疗效。

（5）灸法：取双侧涌泉穴，艾灸 10 min，每日 1 次，5～7 d 为 1 个疗程。

6. 其他治疗

（1）点刺放血：放血疗法采取局部阿是穴点刺放血，用一次性注射器分别在局部病损皮肤黏膜处点刺数下，令血流出，隔日 1 次，1～3 次为 1 个疗程。

（2）耳针：取口、心、肾、膈、脾、肾上腺、神门、内分泌、皮质下、面颊。每次取 3～5 穴，耳穴埋针法或压丸法。每日稍加用力按摩 3～5 次，每次 5～10 min，3～5 d 可换穴 1 次。两耳可交替或同时进行。5～7 d 为 1 个疗程。

（3）揿针：取颊车、合谷、心俞、足三里、脾俞、太溪、肾俞。揿针贴于上述穴位，每日垂直按压 3～4 次，每次按压 1～2 min，留针 3～5 d。每 3～5 d 为 1 个疗程。

（4）罐法：取脾俞、肾俞。行闪罐法，闪罐 2～3 min，每日 1 次，5～7 d 为 1 个疗程。

7. 病案

患者，女，46 岁。

（1）2014 年 6 月 14 日，初诊，主诉：黏膜及舌头灼热疼痛 2 月余。口腔内烧灼、粗糙感，进食尤甚，腹胀，乏力，食欲缺乏，心烦失眠，大便干结，小便黄，体型适中，面黄，精神欠佳，舌红苔白干，脉虚数。

专科检查：口腔内双颊部及 15、16、17、36、37、38、45、46、47 牙龈部有灰白色条索状斑纹，斑纹间夹杂充血、红肿、糜烂。在外院行活体组织病理检查，诊断为"口腔扁平苔藓"。

处方：人参 10 g，黄芪 30 g，黄芩 15 g，黄连 9 g，石膏 20 g，柴胡 15 g，升麻 15 g，羌活 10 g，白术 15 g，茯苓 10 g，苍术 15 g，炙甘草 10 g，白附片 15 g（先煎 1～2 小时），肉桂 10 g，泽泻 10 g，木通 10 g，夏枯草 10 g，鳖甲 10 g，川芎 10 g，陈皮 10 g，菟丝子 15 g。7 剂，水煎服，日一剂，服用一周。

针灸处方：颊车（双侧）、下关（双侧）、廉泉、足三里（双侧）、膈俞（双侧）、心俞（双侧）、脾俞（双侧）、肾俞（双侧）、太溪（双侧）。患者取坐位，穴位常规消毒。取 0.3 mm×25 mm 针灸针，斜刺廉泉，直刺颊车、下关，得气后，取双侧的颊车、下关加电针，选用疏密波，频率为 2 Hz／50 Hz。廉泉行捻转泻法；取 0.35 mm×40 mm 针灸针，斜刺膈俞、心俞、脾俞，直刺足三里、肾俞、太溪，得气后行捻转补法。一次留针时间为 30 min，期间可行针 1～3 组。每日 1 次，5～7 d 为 1 个疗程。

点刺放血：病损皮肤黏膜处碘伏棉签常规消毒，固定点刺部位，用一次性注射器分别在局部病损皮肤黏膜处快速点刺数下，轻轻挤压针孔周围，使之出血少许，再用干棉球稍加按压。隔日 1 次，1～3 次为 1 个疗程。

灸法：取双侧涌泉穴。取卧位，将艾卷的一端点燃，对准应灸的腧穴，距离皮肤 2～3 cm 处进行熏灼，艾灸 10 min。每日 1 次，5～7 d 为一个疗程。

西医治疗：①复合维生素 B 片，2 片/次，一日 3 次；②5% 碳酸氢钠溶液与纯净水 1∶1 稀释，饭后含漱，一日 3 次；③2 mL 复方倍他米松注射液与等量灭菌注射用水局部注射；④调𬌗；⑤牙周洁治术，保持口腔卫生。

2014 年 6 月 21 日，二诊：口腔内烧灼感减轻，口苦，纳少，眠差，大便可，小便黄。

专科检查：口腔黏膜充血、红肿减轻，糜烂面减少，斑纹无明显变化。

处方：上方加合欢皮 10 g、夜交藤 10 g、龙胆草 10 g。14 剂，水煎服，日一剂，服用两周。

西医治疗：①复合维生素 B 片，2 片/次，一日 3 次；②5% 碳酸氢钠溶液与纯净水 1:1 稀释，饭后含漱，一日 3 次；③2 mL 复方倍他米松注射液与等量灭菌注射用水局部注射。

针灸处方：继续取双侧的颊车、下关加电针；局部病损黏膜处放血；选取廉泉、足三里、膈俞、心俞、脾俞、肾俞、太溪不变；再根据辨证论治选取安神、和胃的神门、内关。灸法不变。

（3）2014 年 7 月 5 日，三诊：口腔内烧灼感不明显，粗糙感减轻，口干，纳眠可，大便泄泻，小便可，舌红干，苔薄黄。

专科检查：口腔黏膜糜烂面明显减少，红肿、充血进一步好转，斑纹减少、变淡。

处方：二诊处方去石膏、龙胆草，加白芍 15 g，石斛 10 g。14 剂，水煎服，日一剂，服用两周。

西医治疗：①复合维生素 B 片，2 片/次，一日 3 次；②5% 碳酸氢钠溶液与纯净水 1:1 稀释，饭后含漱，一日 3 次。

针灸处方：停止颊车与下关的电针操作，选穴同前，相同穴位补泻手法不变。

继续灸双侧涌泉穴。

（4）2014 年 7 月 19 日，四诊：上述症状好转。

专科检查：口腔黏膜糜烂面基本愈合，红肿、充血基本消失，斑纹进一步缩小、变淡。

处方：三诊处方去黄芩、泽泻、木通，减黄连为 6 g，夏枯草为 5 g，柴胡为 10 g，升麻为 10 g，羌活为 5 g，白术为 10 g，苍术为 10 g，炙甘草为 5 g，白附片为 10 g（先煎 1～2 小时），肉桂为 5 g，白芍为 10 g。14 剂，水煎服，日一剂，服用两周。服药一周后，口腔黏膜病损基本治愈，腹胀、乏力等症状明显改善，纳眠可，二便调。

专科检查：神清，精神佳。

两周后五诊，患者双颊部、16、17、38、46、47 牙龈处留有少许灰白色斑纹，间隔 2 个月后六诊，口内灰白色斑纹基本消失、隐约可见，此后随访期间未复发。该脾胃虚弱，虚火上炎证患者治疗前后见图 6-13。

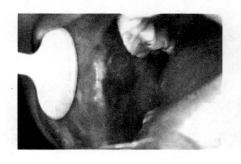 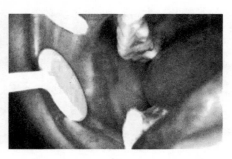

A B

图 6-13 脾胃虚弱，虚火上炎证患者治疗前（A）后（B）

十四、肝胆湿热证

1. 主证

口腔黏膜有灰白色斑纹或斑块，伴有红肿、充血、糜烂，口内疼痛，伴有粗糙感，头痛，头胀，目赤，胁痛，口苦咽干，阴痒，阴汗，带下黄臭，大便黏，小便黄，舌红苔黄腻，脉弦数。

2. 病因病机

外感湿热之邪，或饮食不节，脾胃运化失常，湿浊内生，蕴而化热，阻遏肝胆，而形成了肝胆湿热之证。

3. 证候分析

肝经分支环绕口唇，湿热蕴结肝经，上犯口唇，则见灰白色斑纹或斑块、红肿、充血、糜烂，口内疼痛，伴有粗糙感；肝经绕阴器，布胸胁，连目系，入巅顶，胆经起于目锐眦，一支入股中，绕阴部，另一支布胸胁，肝胆之火邪上扰，则见头痛、头胀、目赤、口苦咽干；湿热困阻，肝失疏泄，经气不利，则见胁痛；湿热下注，则见阴痒、阴汗、带下黄臭；大便黏，小便黄，舌红苔黄腻，脉弦数为肝胆湿热之象。

4．中药治疗

（1）治则：清利肝胆湿热。

（2）方剂：龙胆泻肝汤加减。

（3）主要药物：龙胆草、酒黄芩、炒栀子、泽泻、木通、当归、生地黄、柴胡、甘草、车前子、茯苓、建曲等。

5．针灸治疗

（1）治则：清利肝胆湿热。

（2）选穴：颊车、地仓、下关、廉泉、合谷、太冲、期门、阳陵泉、三阴交。

（3）针法：针刺取双侧颊车、地仓、下关、合谷、廉泉、太冲、期门、阳陵泉、三阴交，进针得气后留针 30 min，期间行针 1～3 次；颊车、地仓加电针刺激，选用疏密波，颊车、地仓加电针刺激，选用疏密波，频率为 2 Hz／50 Hz，强度以患者能耐受为度。每日 1 次，5～7 次为 1 个疗程。

（4）方义：颊车、地仓、下关属于局部取穴，可疏泄足阳明经气，清热止痛。廉泉穴则能疏通口腔经络，消散壅滞。合谷为四总穴之一，且"面口合谷收"，故为治疗口腔疾病的要穴。太冲为肝经腧穴，期门为肝经募穴，两者同用可达疏肝解郁、清热泻火之效。阳陵泉为胆经合穴，三阴交为足三阴经交会穴，二者同用可清利胆经湿热、健脾除湿。诸穴同用，大大地提高了疗效。

6．其他治疗

（1）点刺放血 放血疗法采取局部阿是穴点刺放血，用一次性注射器分别在局部病损皮肤黏膜处点刺数下，令血流出，隔日 1 次，1～3 次为 1 个疗程。

（2）耳针：取口、心、肝、胆、神门、内分泌、皮质下、面颊。每次取 3～5 穴，耳穴埋针法或压丸法。每日稍加用力按摩 3～5 次，每次 5～10 min，3～5 d 可换穴 1 次。两耳可交替或同时进行。5～7 d 为 1 个疗程。

（3）揿针：取颊车、合谷、下关、太冲、阳陵泉、三阴交。揿针贴于

上述穴位，每日垂直按压 3~4 次，每次按压 1~2 min，留针 3~5 d。每 3
~5 d 为 1 个疗程。

（4）拔罐：取足太阳膀胱经一线。行走罐，走罐 3 min 后留罐于肝俞
穴。留罐时间为 10~15 min。每周 1 次，3 次为 1 个疗程。

7. 病案

患者，男，41 岁。

（1）2015 年 5 月 16 日，初诊，主诉：自觉舌面不适，有疼痛感及涩
感 1 月余。1 个月前于饮酒后自觉舌面疼痛不适，伴胸胁胀痛，口苦咽干，
口臭，心烦易怒，食欲缺乏，眠差，大便干结，小便黄；体型偏胖，面
黄，精神可，舌红苔黄，脉弦滑数。

专科检查：舌面左侧见大片白斑，伴有大片糜烂，糜烂周围红肿、充
血明显，高出舌面，质软，粗糙。在外院行活体组织病理检查，病理检查
报告示舌黏膜组织上皮过度角化，固有层可见淋巴细胞浸润。诊断为"口
腔扁平苔藓"。

处方：龙胆草 15 g，酒黄芩 15 g，炒栀子 15 g，泽泻 15 g，木通 10 g，
当归 10 g，生地黄 15 g，柴胡 15 g，甘草 15 g，车前子 15 g，川芎 15 g，
茵陈 20 g，白术 10 g，茯苓 15 g，建曲 20 g，陈皮 15 g。7 剂，水煎服，日
一剂，服用一周。

针灸处方：颊车（双侧）、地仓（双侧）、下关（双侧）、廉泉、合谷
（双侧）、太冲（双侧）、期门（双侧）、阳陵泉（双侧）、三阴交（双侧）。
患者取坐位，穴位常规消毒。取 0.3 mm×25 mm 针灸针，斜刺地仓、廉
泉，直刺颊车、下关、合谷，得气后，取双侧的颊车、地仓加电针，选用
疏密波，频率为 2 Hz/50 Hz。下关行捻转补法，廉泉行捻转泻法，合谷行
提插、捻转、平补平泻法；取 0.35 mm×40 mm 针灸针，斜刺期门，直刺
太冲、阳陵泉、三阴交，得气后行捻转泻法。一次留针时间为 30 min，期
间可行针 1~3 组。每日 1 次，5~7 d 为 1 个疗程。

拔罐：取足太阳膀胱经一线。取俯卧位，先于施罐部位涂上凡士林润
滑剂，将罐吸拔于背部，一手握住罐体，略用力将罐沿着一定路线反复推

拉，直至走罐部位皮肤出现红润、充血，随后留罐于肝俞、胆俞，留罐时间为 10~15 min。每周 1 次，3 次为 1 个疗程。

西医治疗：①复合维生素 B 片，2 片/次，一日 3 次；②5% 碳酸氢钠溶液与纯净水 1:1 稀释，饭后含漱，一日 3 次；③2 mL 复方倍他米松注射液与等量灭菌注射用水局部注射；④调𬌗；⑤牙周洁治术，保持口腔卫生。

（2）2015 年 5 月 23 日，二诊：患者自诉口内疼痛感有所减轻，大便稍干，小便可。

专科检查：舌面左侧黏膜斑纹稍有减少，充血、红肿明显减轻，糜烂面缩小。

处方：上方去川芎变为桃仁 15 g，夏枯草 15 g，鳖甲 15 g。7 剂，水煎服，日一剂，服用一周。

针灸处方：选穴同前，相同穴位补泻手法不变。

罐法同前。

西医治疗：①复合维生素 B 片，2 片/次，一日 3 次；②5% 碳酸氢钠溶液与纯净水 1:1 稀释，饭后含漱，一日 3 次。

（3）2015 年 5 月 30 日，三诊：口内疼痛感及涩感均明显减轻，口干，二便可。

专科检查：舌面左侧黏膜斑纹变淡，稍有减少，有少许充血、红肿，糜烂面基本愈合。

处方：二诊处方去木通，加麦冬 10 g，石斛 10 g，减龙胆草、酒黄芩、泽泻、柴胡、木通、生地黄、车前子为 10 g，减炒栀子为 5 g。7 剂，水煎服，日一剂，服用一周。

针灸处方：停止颊车与地仓的电针操作，选穴同前，相同穴位补泻手法不变。罐法不变。

西医治疗：复合维生素 B 片，2 片/次，一日 3 次。

（4）2015 年 6 月 6 日，四诊：自诉症状缓解。

专科检查：口腔内糜烂面基本愈合，仍有轻微充血发红，斑纹较前明显减少。

　　苦寒之品不可久服，嘱患者自购丹栀逍遥散成药服用 1 个月后复诊，舌面白斑基本消失，无红肿、糜烂。随访 3 年，偶有舌面原病损部位充血发红，伴疼痛感，经使用漱口方（黄芩 5 g，龙胆草 10 g，野菊花 10 g，蒲公英 10 g，甘草 5 g，水煎，含漱 2～3 min，每天 3 次）后，一般 5～7 d可缓解。

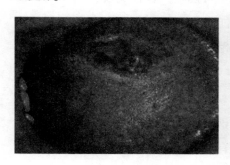 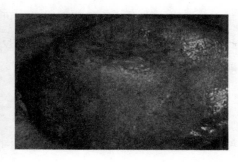

A　　　　　　　　　　　　　　　　　　B

图 6 - 14　肝胆湿热证患者治疗前（A）后（B）

第三节　其他疗法

一、中药提取物或中成药制剂

1. 雷公藤多苷

雷公藤多苷具有较强的抗炎、免疫抑制作用，促进机体释放前列腺素及其他炎症介质，其可直接作用于黏膜表面，通过影响免疫系统 T 细胞代谢达到调节机体免疫功能的作用。不良反应主要是胃肠道反应，心肌、肾、肝损害，白细胞计数、血小板计数下降，男性精子数量减少、活力降低，女性闭经、月经紊乱等。

2. 昆明山海棠

昆明山海棠的有效成分为山海棠碱 A，对胸腺功能有抑制作用，而胸腺是 T 细胞分化、成熟的场所，这必将使细胞免疫受到抑制。近年来大量研究发现，昆明山海棠提取物能诱导 T 细胞凋亡，使大鼠外周血中 CD4$^+$ 细胞数明显减少，CD4 与 CD8 的比值降低，从而抑制机体的细胞免疫，表现出明显的免疫抑制作用，同时也抑制 IL－2 及 IFNmRNA 的表达，T 细胞早期活化分子及细胞因子表达的抑制作用可能是其发挥免疫抑制作用的机制之一。国内学者认为昆明山海棠有可能成为终止 OLP 再复发的新型免疫药物。因其不良反应较少，停药后无反跳现象，所以可替代糖皮质激素长期使用。

3. 蒲地蓝消炎口服液

蒲地蓝消炎口服液具有清热解毒、消肿利咽的功效，可提高机体内免疫细胞的数量及活性，从而增强机体固有免疫及特异性免疫功能。

4. 黄芪多糖

黄芪多糖有显著的免疫活性，可以增强 T 细胞的免疫功能，改善和调节 Th1 与 Th2 细胞比例，对 Th17 细胞及与其相关的细胞因子起着调节作用，且能提高 T 细胞的吞噬能力，临床已证实其能有效治疗 OLP。

二、物理治疗

1. 手术切除

对于异常增生或者判断为癌变风险较高的 OLP 病损，可考虑手术切除，以预防恶变。

2. Nd：YAG 激光治疗

Nd：YAG 激光是一种波长 1 064 nm 的近红外弱激光，采用石英光导纤维传输光束，红色光指引光路，具有定位准确、穿刺力强的特点。N d：YAG 激光治疗是通过激光光束照射所产生的热效应、电磁效应、光化效应等生物学效应，可调节细胞免疫与体液免疫功能，具有消炎、止痛、促进组织创面愈合等作用。

3. CO_2 激光治疗

通过激光照射的气化作用可直接去除病灶且无损于正常组织，具有简单、便捷、无出血、和无感染等优点。CO_2 激光是强激光的一种，属于分子气体激光，波长为 10 640 nm，可产生直径为 0.4～2.0 mm 的光束，聚焦后形成的极小光斑温度可达 1 000℃，光斑处的高温和压强对组织有气化和切割作用，可迅速封闭直径 < 0.5 mm 的微血管。CO_2 激光适合进行精细、精确的切割，具有切割准确、对正常组织损伤小、术后瘢痕不明显、手术操作简单等优势。在 OLP 的治疗方面，CO_2 激光可用于黏膜病损的气化烧灼及切除。临床上用 CO_2 激光治疗 OLP 时，主要运用其热效应，瞬间释放巨大的光热能量，聚焦后将焦点照射到病灶部位，气化、碳化病变组织，封闭血管，阻碍血液通行，使原病变组织脱落，并且可以控制感染。

4. 微波治疗

微波是波长 0.001～1 m 的电磁波。生物体各组织细胞内、外液中含有大量带电粒子和极性、无极性分子，受微波辐射产生振动和转动，并与周围粒子、分子碰撞，使组织内部温度升高，从而产生生物热效应，具有加热快、受热均匀等特点。微波作用于病变组织产生高温效应，使其变性、坏死、凝固、脱落，从而达到去除病灶的目的。此外，微波还可促进血液循环，加快人体的新陈代谢，对于消除局部充血和水肿具有一定作用，还具有抑制致炎介质、改善组织的通透性、增强机体免疫活性的作用。

三、心理治疗

随着医学的发展以及生物－心理－社会医学模式的建立，身心同调在 OLP 治疗中的影响逐渐受到了广泛关注。使用放松治疗和冥想治疗可以显著降低 OLP 的复发频率，这也说明了患者的心理状态和与 OLP 是具有相关性的。

医者在进行诊疗时，态度应和蔼可亲，注意与患者的沟通，详细询问病史，了解患者的心理情绪状态，患者有无家庭、生活、工作等原因导致精神创伤、思想压力及焦躁忧虑等，适时予以相应地心理疏导，助其调节心理状态。因为本病具有癌变的潜在风险，患者易产生惧怕心理，医者应恰当地解释病情，消除患者不必要的顾虑。对于病损处没有充血、糜烂及自觉不适等症状的患者，可以调节身心状况为主，进行观察，有些患者可以不药而愈。

第四节　　口腔扁平苔藓的预防

鉴于 OLP 发病因素不确定、临床表现多样化及病程迁延易反复，虽然有很多局部及全身治疗方法，但目前尚无一种治疗方法对各型 OLP 均有效，也无一种治疗方法可完全根治 OLP。临床上多针对患者的临床体征和症状、病损类型及严重程度等制订合适的治疗方案。对于无症状的非糜烂型 OLP 可不治疗，但需进行临床的追踪随访，对于萎缩、糜烂型 OLP 的治疗原则为消除症状，促进病损愈合，降低恶性转变风险。同样，也要着重注意对于 OLP 的预防，包括：

（1）让自己身心放松，保持积极乐观的心态，劳逸结合，加强体育锻炼，增强机体抵抗力。

（2）要注意补充优质蛋白和各类维生素，保证自身营养均衡。

（3）生活中尽量避免进食刺激性食物及过硬的食物。

（4）加强口腔卫生，同时积极治疗龋齿、不良修复体等。

（5）戒烟、戒酒。

（6）积极预防各种感染，如急性扁桃体炎、肺炎、肠道感染等。